中医临证经验录

潘善余　著

天津出版传媒集团

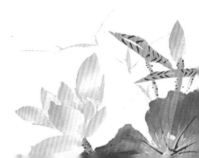

天津科学技术出版社

图书在版编目（CIP）数据

中医临证经验录／潘善余著. －－天津：天津科学
技术出版社，2023.7

ISBN 978－7－5742－0848－3

Ⅰ．①中… Ⅱ．①潘… Ⅲ．①中医临床－经验－中国
－现代 Ⅳ．①R249.7

中国国家版本馆 CIP 数据核字（2023）第 119247 号

中医临证经验录

ZHONGYI LINZHENG JINGYANLU

责任编辑：张　跃

出　　　版： 天津出版传媒集团

天津科学技术出版社

地　　　址：天津市西康路 35 号

邮　　　编：300051

电　　　话：(022) 23332399

网　　　址：www. tjkjcbs. com. cn

发　　　行：新华书店经销

印　　　刷：浙江千叶印刷有限公司

开本 710×1000　1/16　印张 13.125　插页 4　字数 196 000

2023 年 7 月第 1 版第 1 次印刷

定价：58.00 元

作者简介

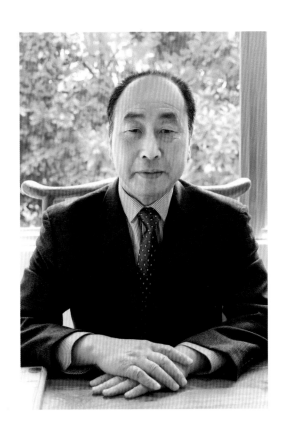

潘善余，男，主任中医师。1963 年 8 月出生于浙江省江山市。1981 年 9 月入浙江中医学院（现浙江中医药大学）中医系学习。1986 年 8 月至今，一直在江山市中医院工作。期间曾多次赴上级医院进修。历任江山中医院院长助理、副院长、院长，世界中医药学会联合会肿瘤康复专业委员会理事，中华中医药学会养生康复分会委员，浙江省中医药学会理事，浙江省中医药学会养生康复分会副主任委员，浙江省中医药学会肿瘤分会委员，浙江省中医药学会糖尿病分会委员，浙江省医师协会内分泌代谢科医师分会委员，浙江省中西医结合学会糖尿病分会委员。2003 年被聘为主任中医师。曾先后被评为衢州市名中医，江山市拔尖人才。是全国基层名老中医专家经验传承工作室指导老师。师从全国名中医连建伟教授，浙江省国医名师徐志瑛教授，上海复旦大学肿瘤研究所刘鲁民教授。在专业杂志发表论文 30 多篇。主持省厅级科题 4 项。获省中医药科技成果进步奖 2 项。擅长糖尿病、甲状腺疾病、痛风、慢性胃炎、肠炎、气管炎、肺气肿、失眠、头晕、咳嗽及肿瘤的防治。

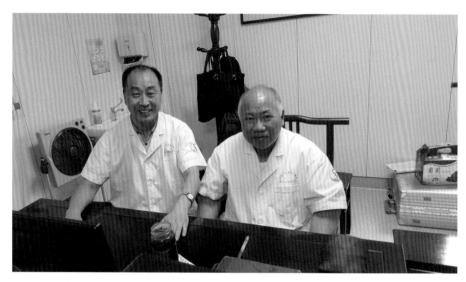

与导师、全国名中医连建伟教授合影（2018年）

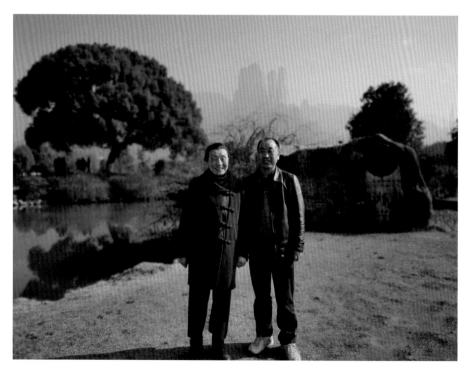

与导师、浙江省国医名师徐志瑛教授合影（2019年）

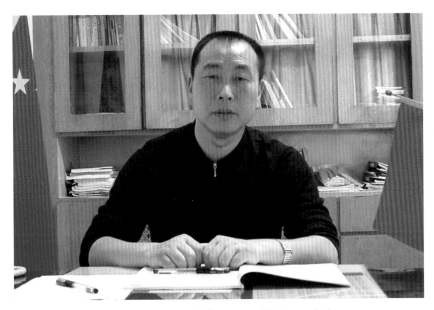

时任江山市中医院院长（2009年）

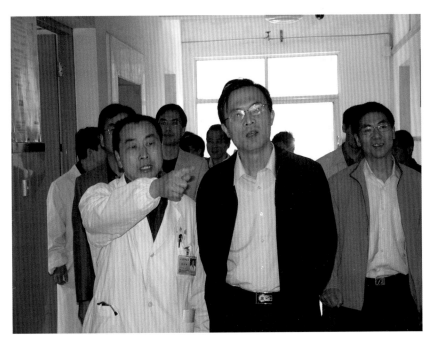

陪同时任省卫生厅副厅长张平视察医院（2011年）

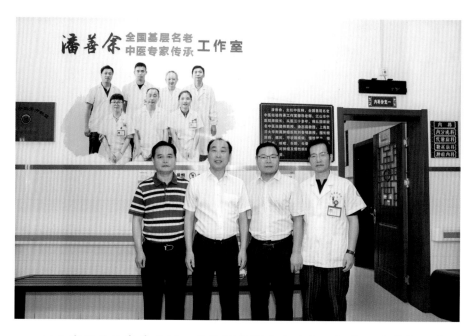

　　江山市卫健局党委书记、局长周顺福先生（右二）莅临潘善余工作室指导。左一为江山市中医院党委书记徐光兴先生，右一为江山市中医院院长毛康军先生。（2022年）

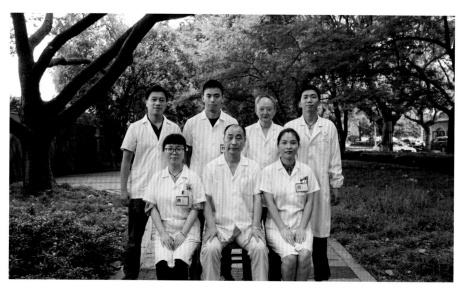

潘善余名中医工作室成员合影

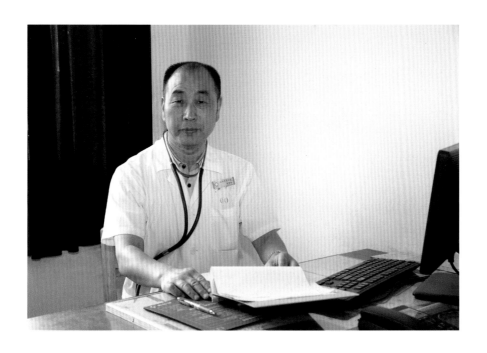

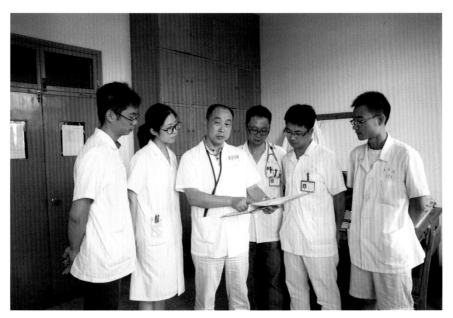

在教学查房

肖序

有好友相伴，是人生一大幸事。

我的好友浙江江山市中医院潘善余主任中医师近来完成了他的处女作《中医临证经验录》。付梓之前，承蒙青睐，得以先睹。细细读来，犹如我们两人饭后茶余，相对而坐，静听君言，受益匪浅。

潘善余，生在江山，长在江山，工作在江山，奉献在江山。1981年高中毕业，顺利考入心仪的浙江中医学院，学习中医。

五年后年大学毕业。东南形胜，三吴都会，自古繁华的杭州没有让他留恋；水光潋滟，淡妆浓抹总相宜的西子湖没有让他留恋；都市大医院潜在的个人发展前途没有让他留恋。而反哺乡梓的初心，驱使他义无反顾地踏上了返乡的路，他的心在江山。

杭州到江山约三百多公里路程。过去，走省际公路需要十几个小时，现在建了高速公路，3个小时就可以到达。

沿京台高速公路行驶至江山出口，迎面而来是一座高耸的青山，犹如一座屏风把江山遮盖的严严实实。半山腰上一字排开的是大家熟悉的毛体大字"江山如此多娇"。毛泽东主席赋诗，江山有幸。说来也是有缘分，经考证，江山还确实与毛主席有着血缘关系，毛主席系毛氏第56代嫡孙，江山清漾村是毛主席祖居地。

江山位于浙江西南部，地处浙闽赣三省交界，鸡鸣闻三省，一脚浙皖赣。历经夏商周到晋代，直至唐武德四年建县。公元931年，五代越王钱镠见其境南有江郎山，钦定为江山，从此"江山"作为一个地名流传至今。

回到江山，他如愿以偿，一头扎进江山中医院，全身心地投入到治病救人的工作中去。

在业务上，他遵循《褚氏遗书》"博涉知病，多诊识脉，屡用达药"之训诫，刻苦钻研，不离临床，与病人朝夕相处。他深知在医学上"理无专在，学无止境"，虚心向老专家和同行学习请教，先后侍诊全国名中医、方剂学大家、浙江中医药大学连建伟教授，著名呼吸病专家、浙江省中医院徐志瑛教授，中西结合肿瘤学专家、上海复旦大学刘鲁民教授，并将收集到的医案进行归纳整理，汇编成册，置于案头，时时参阅。

他广交学贤、蜂采百花，兼容并蓄、践履笃行。天道酬勤，历经三十余年的磨炼，他的医疗技术不断长进，临床疗效不断提高，社会声誉不断提升，在肺系、脾胃系、肿瘤等疾病的治疗上，逐渐形成了自己的特色和优势，赢得了患者的信赖，终成一代名医。

2003年被评为主任中医师、江山市拔尖人才、衢州市名中医。2017年12月，国家中医药管理局批准设立"潘善余全国基层名老中医专家经验传承工作室"，他担任全国基层名老中医药专家传承工作室指导老师。2008年他不负众望，被组织任命为江山市中医院院长。直至2017年，他担任院长达九年之久，他牢记使命，不辱信任，身先士卒，领导和专业两副担子一肩挑，带领全院职工为江山市中医药事业的发展做出了突出贡献。如今的他医疗技术不断长进，临床疗效不断提高，在肺系、脾胃系、肿瘤等疾病的治疗上，逐渐形成了自己的优势和特色，在江山声名卓著，是江山中医药界的标杆，在全省中医药界也颇有影响。

《中医临证经验录》由《诊余随笔》《医案汇编》《管理发微》三部分组成。

《诊余随笔》汇聚了已经公开发表的23篇学术论文。篇幅不大，短小精炼，主题突出，文风淳朴，极少虚言。确实是诊余回味，随笔而就，虽是朴实无华，但却是真金白银。

《医案汇编》共列出86个医案，涉及46个常见病种。正如清·徐大椿在《医学源流论》所说，他所列的医案"施治有时，先后有序，轻重有度，疏密有数，纯而不杂，整而不乱"，对临证很有启发，特别是对药的应用，很有特色，可供借鉴。

　　《管理发微》只有三篇短文，是他担任医院院长九年日日夜夜的回顾。医院发展的艰难历程历历在目，医院所取得的成绩有目共睹。"人生能有几回搏，彩虹总在风雨后"的感慨，使人由衷地感受到他为医院发展所付出辛劳和矢志不渝的初心。

　　读罢《中医临证经验录》，可以体会到：博求善悟，待用有余，是潘善余为人和学术成功之道。

浙江省名中医研究院　　　　谨识

壬寅年立秋于杭州

潘序

我 1981 年 7 月毕业于江山中学，9 月到浙江中医学院（现浙江中医药大学）中医专业学习。1986 年 8 月分配在江山中医院工作。1987 年 8 月即在浙江省中医院进修一年，以后又多次在浙江省中医院进修。2000 年 7 月至 2000 年 12 月，又在浙江大学第一附属医院内分泌科进修。2017 年从领导岗位退下来以后，又先后侍诊连建伟教授、徐志瑛教授、刘鲁民教授，得到了她们的倾心关怀和热心指导。

应该说我是时代的幸运儿。高中一毕业，即进入大学学习；大学一毕业，即分配至县级中医院工作；参加工作不久，即被选送到省级医院进修，而且是多个单位、多次进修学习。因此，我心中常有一个念想，要努力工作，回馈社会，回馈人民。

在诊疗之余，我喜欢看点书，喜欢思考，因而常有一些粗浅的工作体会与感悟在专业杂志发表。

我在长期临床实践中认识到，中医之精华在于临床，中医之优势在于临床。因而近年来每遇有亲手诊治的典型病案，会加以收集整理。

承蒙组织厚爱，让我有机会从事医院管理工作 20 余年，因而在医院管理方面一样有一些粗浅的体会。

2017 年 8 月，又幸国家中医药管理局不嫌愚陋，为我设立全国基层名老中医专家经验传承工作室。要求将本人的点滴体会加以整理，编集成书。我利用闲暇时间，选择部分在专业杂志发表的论文，加以整理汇编成本书的"诊余随笔"；将部分医案归纳整理，并略加案评，汇编成"医案汇编"；将有关医院管理的体会，择其一二，汇编成本书的最后一章，名曰"管理发微"。

习近平总书记指出："中医药学是中国古代科学的瑰宝，也是打开中华文明宝库的钥匙。当前中医药振兴发展迎来天时地利人和的大好时机……切实把中医药这一祖先留给我们的宝贵财富继承好，发展好，利用好，在建设健康中国，实现中国梦的伟大征程中谱写新的篇章。"（2015 年 12 月 18 日，习近平致中国中医科学院成立 60 周年的贺信。）作为一个中医人，自当发奋努力，深入发掘，勇于创新，才能无愧于我们伟大的时代。

承蒙浙江省国医名师、浙江中医药大学原校长肖鲁伟教授为本书作序，谨致谢忱！本书的出版发行，得到江山市卫生健康局党委书记、局长周顺福先生，江山市中医院党委书记徐光兴先生，院长毛康军先生的大力支持，在此一并感谢；还要感谢工作室负责人徐浩娟副主任医师对本书出版发行提供的帮助；感谢郭元敏、毛志远两位主任中医师对本书出版提供的宝贵指导。

此书实为本人肤浅之作，但愿有点滴有益于后学者，则幸甚至哉。

潘善余

2022 年 9 月

目　录

诊余随笔

医案汇编

管理发微

一

诊余随笔

少林发散法治疗软组织损伤

已故萧山老中医陈佩永先生，学验俱富，尤于骨伤科方面，造诣颇深，遗有《伤科秘传》一书。其对软组织挫伤的治疗，擅长以活血化瘀结合解表发散法，所传验方"少林发散法"，功效显著。其基本方为：羌活、桂枝、荆芥、防风、川芎、炒赤芍、苏木、当归、枳壳、泽兰、葱头。水煎服，加白酒 60mL 兑入。笔者应用陈老此法化裁，治疗软组织损伤，局部青紫肿胀者，屡试屡验。

曾治一陈姓男，22 岁，从 5 米高处跌下，多处挫伤。右手臂外侧有 2 个大约 3cm×3cm 的肿胀区，右颧骨处有一处青紫肿胀区，疼痛剧烈。舌质红、苔薄白，脉细弦。用少林发散法化裁：羌活、桂枝、川芎、枳壳、当归各 10g，荆芥、防风、干姜各 5g，苏木、泽兰各 15g。每日 1 剂，煎 2 服。服 5 剂，瘀血消散，青紫肿胀全退。笔者体会，解表发散法虽主要用于表证，但据现代药理研究，发散药中所含的挥发油能舒张血管，改善局部和全身的循环功能，促进局部肿胀的吸收。因此，在运用活血化瘀药的同时，配合适当的发散药，能促进局部软组织损伤的修复。

（1988 年 7 月发表于《浙江中医杂志》

活血化瘀药在治疗结石病中的应用

结石病，临床常见有泌尿系统结石与肝胆系统结石。前者多属中医石淋范畴，后者属中医胁痛范畴。传统的治疗方法一般是利尿通淋排石（泌尿系统结石）和疏肝利胆排石（肝胆结石）。而余在临床上，常在上法的基础上加用活血化瘀药物，取得较满意的疗效。

据余多年临床观察，结石病大多有局部疼痛的症状，且一般有痛处固定、久痛不愈，反复发作，性质多为刀割样绞痛等四个特征，这符合中医瘀血证的特点，而且结石病一般病程长，中医认为久病入络，血络瘀滞。所以我们认为结石病也具有瘀血的病机。治疗结石病，一般都要应用活血化瘀药物。

从现代医学角度讲，结石嵌顿在人体组织局部——常损伤局部组织结构，引起纤维组织增生，出现疤痕，妨碍结石的排出。活血化瘀药能改善局部血供不良，促使纤维组织重新吸收或疤痕组织变薄变软，从而使机体活动恢复正常，有利于结石的排出。

笔者在结石病的治疗中，常选用三棱、莪术二药，取其较强的破血祛瘀作用。虽然三棱、莪术二药一般用量是每剂 3~9g，但笔者在结石病的临床上常用至每剂 15g。因为结石病者一般实际发病时间都较长，瘀血证重，非重药不能奏效，而且，经上百例应用，未发现有任何毒副反应。

例 1 鲍某，男性，36 岁，1987 年 5 月初诊。诉右腹部疼痛反复发作，向会阴部放射，伴有尿频急痛症状，舌淡红苔薄黄、脉弦，B 超提示右输尿管下段 0.5cm×0.6cm 大小的结石。应用清热通淋排石中药二月，诸症仍然，B 超复查右输尿管下段结石，大小为 0.6cm×0.6cm。8 月份开始在原方基础上加三棱、莪术各 15g、王不留行 10g、当归 10g，再服。二十天后小便排出结石一颗，B超复查输尿管、膀胱未发现有结石。随访至今未复发。

例2 王某，女性，45岁，1989年3月10日来诊。右胁部疼痛连及右肩背，反复发作4年，发作时伴有发热、恶心，舌红苔黄，脉弦涩。B超提示慢性胆囊炎，泥砂样结石。前医曾反复应用清热利胆排石中药，无效，B超检查泥砂样结石仍然。余在原方基础上加三棱、莪术各15g，治疗一月，右胁疼痛逐渐消失，B超复查泥砂样结石消失。

（1996年6月发表于《甘肃中医学院学报》）

消化性溃疡出血与脾胃湿热关系探讨

消化性溃疡主要指发生在胃和十二指肠的慢性溃疡，由胃和十二指肠溃疡引起的出血属中医血证范畴。其中血从口而出，则称呕血；血从大便而下，则称为便血。究其病机病理，过去多以脾胃虚寒，中气不足，脾不统血，血溢于肠胃概括，治疗自始至终以健脾温中止血为主。实践证明，这有以偏概全之嫌。由于忽略了脾胃湿热在上消化道出血的病理演变中的作用，进而影响了疗效。笔者在治疗消化性溃疡而致的上消化道出血的临床实践中，对此有粗浅的体会，现叙述如下。

1. 脾胃湿热是消化性溃疡出血的重要环节

从本院1991—1996年收治的102例胃、十二指肠溃疡出血的病人来看，当病人出血正发作时，90例有脘腹痞闷、舌淡红苔黄腻、脉细数的表现，中医辨证属脾胃湿热证。消化性溃疡的病人，有脾胃虚弱的病理存在。当溃疡出血时，血溢于胃肠，血为黏腻肥甘之品，会进一步影响脾胃运化功能，酿成湿热，而成脾胃湿热证。现代医学认为，胃、十二指肠溃疡多存在幽门螺旋杆菌的感染，当溃疡面侵蚀到血管，造成血管破裂，则引起溃疡面的出血。溢于肠胃内的血液是细菌良好的培养基。这样，出血容易加重胃、十二指肠黏膜的炎症；胃、十二指肠黏膜的炎症又妨碍了破裂血管的修复，加重了溃疡面的出血。因此，脾胃湿热是消化性溃疡出血病机的重要一环。

2. 脾胃虚寒与脾胃湿热在消化性溃疡出血病变中的关系

以本人临床实践所见，胃、十二指肠溃疡在其未出血时，多表现为脾胃虚寒证，当发生上消化道出血时，又表现为脾胃湿热证。经过治疗，出血停止以后，病人又多表现为脾胃虚寒证。消化性溃疡的病人平时多表现为上腹部隐隐作痛，痛时喜按，或喜热畏寒，或受凉、劳累后易发病，兼见面色萎黄、倦怠乏力、呕吐清涎、大便淡、舌质淡、脉细。从中医辨证分析，当属脾胃虚寒。当病人因饮食不慎或劳累等因素进一步损伤脾胃，中气不足，造成脾不统血，血溢于肠胃，一部分或从口出而致吐血，或从便下而致便血。一部分在肠胃内，酿成湿热。这时即有脾胃虚寒的本证，表现为舌质淡、脉细数；又有脾胃湿热的标证，表现为舌苔黄腻。经过治疗，出血停止以后，溢于肠胃的瘀血逐渐消失，脾胃湿热的证候逐渐退去，病人又主要表现为脾胃虚寒。近年很多报道提示生大黄治疗急性消化性溃疡出血，具有较好的疗效。生大黄性味苦寒，能荡涤胃肠湿热，这也证实了消化性溃疡出血的病人在出血时存在脾胃湿热的证候。报道同时指出服大黄后95%的患者会出现脐周疼痛现象，服药后肠鸣腹泻，大便次数每日至少3~4次，最多者达7~8次；许多学者提到血止后须用补益脾胃的药物善后。这从另一方面证实了脾胃虚寒是消化性溃疡出血的本证。

3. 清热化湿止血法在消化性溃疡出血治疗中的应用

因为溃疡病人当其发生上消化道出血时，存在脾胃湿热的标证和脾胃虚寒的本证。根据急则治其标的原则，笔者在治疗中主要运用清热化湿止血法，当血止后用补益脾胃的药物善后。至于具体运用，在出血时笔者常以紫珠草、檵木、蒲公英、大黄为基本方，吐酸明显的加浙贝、乌贼骨，舌质有瘀点的加参三七粉吞。血止以后，以党参、黄芪、白术、茯苓、生甘草、淡干姜、浙贝、乌贼骨为基本方善后。

例1　江某，男性，34岁。1994年1月28日住院。因胃脘部疼痛反复发作3年，伴黑便3天而入院。急诊胃镜提示胃溃疡伴出血。入院时又吐血1次，呈咖啡色，量约100mL，大便色黑质溏，每日2次，量200g，伴头晕乏力、胃脘部隐痛、口臭明显。舌质淡有瘀点、苔黄腻、脉细数。查血色素50g/L，大便"OB"强阳性。在禁食补液的基础上，输鲜血400mL。中药给紫珠草、檵木、蒲公英、乌贼骨、白及粉（吞）各30g，姜半夏10g，生大黄（后下）5g，参三七6g。药后呕吐当天未作。第2天上方再进1剂，黑便减少，每日量约100g，质溏。

给上方加侧柏叶 10g 煎服，再服 4 剂后黑便逐渐停止，大便"OB"弱阳性。转给健脾温中法：党参、姜半夏、炒白术各 10g，茯苓 15g，淡干姜 3g，乌贼骨、黄芪各 30g，生甘草、陈皮各 5g。5 剂。大便"OB"连续 3 次阴性，胃脘部隐痛除而痊愈出院。

例 2　毛某某，男性，67 岁。1994 年 11 月 26 日入院。因上腹部疼痛反复发作 8 年，伴黑便 2 天收入院。曾多次胃镜提示十二指肠球部溃疡。入院时黑便色如柏油，每日 2 次，量约 250g，腹痛隐隐，伴头晕，吐酸明显，舌质淡、苔黄腻，脉细数。查血色素 70g/L，大便"OB"强阳性。在禁食补液的基础上，给紫珠草、檵木、蒲公英、乌贼骨各 30g，浙贝 10g，生大黄（后下）5g。2 剂后黑便减少，每日量约 100g，质溏，黄腻苔渐退。仍守上方 3 剂，大便色转黄，胃脘部隐痛减，舌质淡、苔薄白，大便"OB"阴性。乃改用健脾温中止血法：党参、炒白术、浙贝、阿胶（烊冲）、生地各 10g，生黄芪、乌贼骨、蒲公英各 30g，茯苓 15g，生甘草、淡干姜各 5g。5 剂后胃部隐痛除，大便"OB"持续阴性，痊愈出院。

（1998 年 3 月发表于《浙江中医杂志》）

低钾血症相关的内分泌激素及其疾病

血清钾 <3.5mL 时，称为低钾血症。其主要病因一是摄入不足，二是排出过多（胃肠道丢失过多，肾脏排钾过多，烧伤皮肤、腹腔引流、血液及腹腔透析丢失过多钾），三是血浆钾向细胞内转移。现简述如下。

低钾血症的临床表现

1. 神经—肌肉症状

轻者表现为肌肉软弱乏力；病情发展则全身性肌无力，肢体软瘫；严重者可出现呼吸困难，感觉障碍少见。

2. 循环系统

早期出现心率增快，严重者可出现心律失常。心电图显示有：心动过速，T波平坦倒置，出现 U 波或 U 波明显，S–T 段下降。

3. 泌尿系统症状

长期缺钾，使肾小管空泡变性，使之吸收水分能力降低，肾脏尿浓缩功能障碍，致"失钾性肾病"。表现为夜尿多、烦渴、多饮、并常易并发肾盂肾炎等尿路感染。

4. 消化系统症状

恶心、呕吐、厌食、腹胀、肠蠕动音减弱或消失，严重者可出现肠麻痹。

5. 中枢神经症状

轻者表现为倦怠、软弱无力、精神不振；重者反应迟钝，定向力减退，嗜睡，以至神志不清，昏迷。

6.代谢紊乱表现

出现代谢性碱中毒伴有酸性尿。

与低钾血症相关的内分泌激素

1.盐皮质激素

盐皮质激素（以醛固酮为代表）能促进肾远曲小管和集合管重吸收 Na^+，并增加 K^+ 的排出；对 H^+ 及 $NH3^+$ 的排出也有促进作用。醛固酮分泌过多，可引起血浆钠升高，血钾降低，细胞外液量增加，血压升高。醛固酮是肾上腺皮质球状带细胞制造的一种激素。调节醛固酮分泌的因素有三。

（1）肾素—血管紧张素系统的调节。肾素是由肾小球旁器所产生的一种酶，可使血管紧张素原转变为血管紧张素Ⅰ，后者通过肺组织时，由于转化酶的作用，形成具有活性的血管紧张素Ⅱ。血管紧张素Ⅱ有强烈的缩血管作用，同时可兴奋醛固酮的分泌。肾素的分泌受体液容量和电解质的影响，在细胞外液容量降低，肾动脉血压降低或肾小管内钠离子浓度降低时，肾素的分泌即受到兴奋。反之，当细胞外液容量增多，肾动脉血压升高，或是肾小管液内钠离浓度升高时，肾素的分泌受到抑制，于是醛固酮的分泌减少。

（2）钾的调节。钾可直接作用于皮质球状带细胞，使之分泌醛固酮。

（3）促肾上腺皮质激素（ACTH）调节。ACTH 可促进醛固酮的分泌，但这种作用是微弱的。

与盐皮质激素相关的能引起低血钾的疾病如下。

（1）原发性醛固酮增多症：原发性醛固酮增多症是指肾上腺皮质球层发生病变导致醛固酮大量分泌，以高血压、低血钾、低肾素、肌无力、夜尿多为主要临床表现的一种综合征。以球状带腺瘤最多见，其次为增生及腺癌。

（2）肾小球旁器细胞瘤（肾素瘤）：肾小球旁器细胞瘤，分泌大量肾素，通过肾素—血管紧张素系统，使醛固酮分泌继发性增加，造成低血钾。临床表现以严重高血压及高血浆肾素，继发性醛固酮增多，低血钾为特征。

（3）巴特（Bartter）综合征：是一种常染色体显性遗传性疾病。系肾小球旁器肥大、增生而致肾素—醛固酮分泌增多所致。主要临床特点是：①低血钾性碱中毒；②血浆高肾素活性；③继发性高醛固酮血症；④血压正常或偏低；⑤血管壁对内源性或外源性血管紧张素Ⅱ反应低下。

（4）17a–羟化酶缺乏：本病少见，其发病是由于 17a–羟化酶缺乏导致糖皮质激素及性激素合成不足，ACTH 代偿性分泌增加，引起盐皮质激素合成过多，可导致低钾血症。

（5）11–羟化酶缺乏所致的低血钾。11B–羟化酶缺乏，皮质激素合成障碍，雄激素合成过量，11 去氧皮质酮过多，也会引起钠潴留，低血钾，高血压。

（6）恶性高血压所致的低血钾：由于某种因素，引起肾素、血管紧张素增加，出现血压上升，同时继发性醛固酮分泌增加，血钾下降。

（7）肾血管性高血压和急性肾炎所致的低血钾：肾血管病变和急性肾炎可以引起肾血流量减少，刺激肾素—血管紧张素系统，引起继发性醛固酮分泌增加，导致潴钠排钾。

2. 糖皮质激素

糖皮质激素对水和电解质的作用与醛固酮相似，但作用弱得多。临床上单纯由于糖皮质激素过多所致的低钾血症较少见，偶可见皮质醇增多症性低血钾。

3. 胰岛素

胰岛素对体内钾平衡具有重要作用，胰岛素能刺激细胞摄取钾。当胰岛素浓度过高时，可导致细胞外低钾。所以，在一般情况下，如需静滴较大剂量的胰岛素时，要注意补钾。糖尿病酮症酸中毒的患者，由于渗透性利尿，摄入减少及呕吐，可导致钾的缺少。由于同时有电解质的丢失，血液浓缩和细胞内外水分转移等方面因素的影响，实际测定的血钾水平可高，可低，亦可在正常范围内。但在治疗过程中，由于胰岛素的使用和酸中毒的纠正，血容量补充能利尿排钾，出现低钾血症。

4. 甲状腺素

大剂量甲状腺激素促进蛋白质分解，使尿中钾排出增加。也有人认为甲亢时病人对儿茶酚胺敏感性增加，交感神经兴奋，胰岛素，醛固酮分泌增多，钾转入细胞内和排出体外增多，血钾下降。甲亢性周期性麻痹临床上较为常见，发病率为6%~38%，多见于青壮年男性。多数患者和甲亢同时存在，甲亢控制后周期性麻痹消失，少数患者仍有发作，可能是同时存在甲亢和周期性麻痹。

（2002年8月发表于《浙江预防医学》）

Graves 病伴严重低血糖1例报道

胰岛素自身免疫性低血糖综合征（IAIS）是包括空腹低血糖，高胰岛素血症，高胰岛素结合抗体而无胰岛素注射史的综合征。至 1994 年 10 月，全世界已报道 200 余例，其中 197 例为日本人[1]。国内 1985 年首次报道 1 例[2]。作者把临床上遇到的 1 例报道如下。

1. 临床资料

患者女，32 岁，农民。因甲亢术后 4 年，消瘦、乏力 1 个月，反复发作昏迷 8d，以（毒性弥漫性甲状腺肿 Graves 病）术后复发，低血糖待查，于 2000 年 8 月 21 日收住。患者 4 年前因消瘦、乏力、颈部增粗、突眼等情况，诊断为"甲亢"。行甲状腺次全切除术，术后症状缓解，但双眼仍突出。入院前 1 个月又出现消瘦、乏力、出汗、心悸、失眠等症状，入院前 20d 外院诊断为"甲亢术后复发"，给服他巴唑 10mg/ 次，3 次 /d。入院前 8d 午饭前患者劳动时出现出汗、心悸、头晕至昏迷，当时无抽搐、无大小便失禁。送当地医院经输注葡萄糖后神志转清。以后每日凌晨 2 ~ 5 点均会出现上述类似情况，口服糖水后症状可缓解。

入院时体检双眼突眼度 19mm，右甲状腺Ⅲ度、左甲状腺Ⅱ度肿大，质韧，未及结节，无震颤及血管杂音。随机血糖为 1.6mmol/L，血 TSH0.015mIU/L（正常值：0.34 ~ 5.6mIU/ L）、FT438.3pmol/L（正常值 10 ~ 31pmol/L）、FT38.4pmol/L（正常值：3.5 ~ 10pmol/L），TPoAb357Iu/ML（正常值：<35Iu/ML）。诊断为 Graves 病术后复发；低血糖原因待查。仍给口服他巴唑 10mg/ 次，3 次 /d。入院第 2d 中餐前出现头晕、出汗、心悸症状，意识模糊。测血糖 1.2mmol/L，血胰岛素 81.7mIU/L。入院第 3d 进行延长 OGTT 试

验，血糖、血胰岛素分别为空腹 1.42mmol/L、61.2mIU/L；餐后 1h 9.23mmol/L、111.0mIU/L；餐后 2h 5.22mmol/L、124mIU/L；餐后 3h0.41mmol/L、92.2mIU/L；餐后 4h 1.61mmol/L、82mIU/L；餐后 5h 2.0mmol/L、56.7mIU/L。以后 3d 每日夜间均有低血糖症状出现，同时伴意识模糊，服糖水后症状可缓解。胰腺 MR 扫描未见异常；胰腺、后腹膜 B 超探查未见异常。考虑他巴唑可引起 IAIS，于入院第 8d 停服他巴唑，改服丙基硫氧嘧啶 50mg/ 次，3 次 /d，以后低血糖症状出现的间隔时间逐渐延长、程度逐渐减轻。入院第 14d 化验血胰岛素抗体（IAA）46%，TSH0.009mIU/L，FT435.1pmol/L，FT37.6pmol/L，TPOAb228.0Iu/ML。入院 18d 后发作性低血糖未再出现，住院 23d 出院。随访 3 个月未有低血糖症状出现，出院 3 个月后复查血 IAA6.5%。

2. 讨论

患者有空腹低血糖、高胰岛素血症、高胰岛素结合抗体而无胰岛素注射史，可以诊断为 IAIS。本病的发生机理，目前多数人认为与应用他巴唑有关。他巴唑的化学结构含有—SH 基，在具有某种遗传免疫缺陷的病人身上，可与胰岛素的双硫键相互作用，使内源性胰岛素发生变构，触发免疫反应而产生 IAA。IAA 的出现可导致糖代谢紊乱，因进食兴奋而分泌的胰岛素与抗体结合，不能发挥生理效应，因而血糖显著升高，进一步刺激胰岛素 β 细胞释放更多的胰岛素，出现高胰岛素血症。当与抗体结合的胰岛素通过某种机制又重新解离时，可与胰岛素受体结合，发挥生物学活性，使血糖下降，产生低血糖症。大多数 IAIS 患者的病程呈自限性，在去除致病因素后，低血糖发作逐渐减轻、减少，终于自发性消失，IAA 的滴度也在数周或数月后逐渐降低。目前研究认为与 IAIS 有关的遗传免疫缺陷等位基因有：CW4，BW62，DR4[3]。

也有人认为，IAIS 主要与免疫缺陷有关，并不一定由他巴唑引起。IAIS 伴 Graves 病患者，血中除 IAA 外，还检出 TSH 受体抗体和甲状腺微粒体抗体。日本报道 1 组病人甲亢治疗前后均测定甲状腺抗体及 IAA，结果发现低滴度的 IAA 可见于未用药物治疗的 Graves 病患者，其 IAA 形成与微粒体抗体有关[4]。

okabe R 等报道，Graves 病，服他巴唑，出现 IAIS 后仍可继续服用他巴唑，随着甲状腺功能亢进的改善，IAA 也逐渐消失 [5]。这也从一个侧面说明 IAIS 主要与免疫缺陷有关。

在所有关于他巴唑所致的 IAIS 报道中，血糖最低值为 0.73mmol/L。本例患者血糖最低值为 0.41mmol/L[6]。IAIS 常需与胰岛素瘤相鉴别。两者均有空腹低血糖与高胰岛素血症。两者的鉴别要点是胰岛素瘤一般可在影像学（包括血管造影）上找到占位病灶，而 IAIS 患者在 D860 试验时血糖下降的幅度不如胰岛素瘤者大，但低血糖的持续时间较长。

参考文献

[1] HIRATA Y.UCHIGATA Y.Insulin autoimmune syndrome in japan.Diabetes Res Clin Pract，1994，24suppl：153-157.

[2] 向大振，陈家伦，许曼音，等.胰岛素自身免疫综合征—胰岛素自身抗体所致低血糖.中华内分泌代谢杂志，1985，1：94-97.

[3] VINIK A.Bell G.Mutant insulin syndromes.Horm Metab Res，1988，20：1-10.

[4] 靳红，王大平，高伟，等.甲状腺功能亢进症合并胰岛素自身免疫综合征 3 例.中华内科杂志，1998，37（7）：480-481.

[5] OKABE R.ET al.Remission of Insulin Autoimmune syndrome in a Patient With Graves'Disease by Treatment With Methimazole.LnterrnalMedicine，1999；38：482-485.

[6] 王德全.内分泌疾病最佳诊断.济南：山东科学技术出版社，1991.220.

（董凤芹、潘善余 2003 年 9 月发表于《浙江临床医学》）

糖尿病从脾论治探讨

糖尿病属中医学消渴病的范畴。在糖尿病的病因病机方面，传统中医学以阴虚燥热立论，治疗上分上、中、下三消，以清热养阴为主。近来不断有学者对此提出异议，并提出不同主张。有认为糖尿病的病机主要是气阴两虚，因而主张益气养阴为主的；有认为其病机是肾虚精关不固，因而强调以补肾固摄为主的；有认为其病机是肝郁脾虚，治疗上强调以疏肝解郁健脾为主的；有认为是湿热病邪作祟，强调治疗应清热化湿的；也有认为瘀血阻滞是其病机关键，因而强调治疗以活血化瘀为主的。而笔者认为，脾气虚弱是糖尿病（消渴病）的病机关键，湿阻、肝郁、肾虚是其基本病因，而瘀血内阻是其发展的必然结果，现浅探如下。

1. 脾气虚弱是病机关键

现代医学认为糖尿病的发病机理很复杂，个体间差异很大，从中医学的脏腑生理功能及病理变化角度出发，笔者认为以多饮、多食、多尿、身体消瘦或尿有甜味为特征的消渴病，其病机关键应是脾气亏虚。中医认为脾主运化，同时主肌肉、四肢。饮食入胃，经过胃与脾的共同消化作用，其中的水谷精微，还须通过脾的运输布散而输送全身，以营养五脏六腑，四肢肌肉。脾主运化，主要是依赖于脾气的作用。脾气亏虚，脾失运化，水谷精微不能输布而滞留于血中，致使血糖升高；脾虚，不能为胃行其津液，胃火炽盛而致消谷善饥；四肢肌肉失其水谷精微的输布与营养，则肌肉痿软，四肢倦怠乏力；脾气亏虚，中气不足，固摄无权，水谷精微失其输布而下行，可致小便频数，尿带甜味；脾失输布之职，饮入之水虽多，无以达肺润燥，则口渴如焚。

关于脾在消渴病中的病理作用，历代医家多有论述。《黄帝内经·灵枢·本藏》篇提出："脾脆，则善病消瘅易伤。"晋·王叔和也在《脉诀》中曰："脾胃虚，口干饶饮水，多食亦肌虚。"清代张锡纯在《医学衷中参西录》中更明确提出消渴病"皆起于中焦而及于上下。"

有关脾实质探讨的大量资料表明，中医传统认识中的脾包括了现代医学解剖学上的脾和胰在内。中医脾的运化功能和现代医学胰的分泌功能有密切关系，其中也包括糖代谢在内。以脾为主去探讨消渴病的病理变化，是有其现代病理生理学基础的。

综上所述，消渴病的根本病理变化，在于脾的运化功能失常而引起的水谷精微输布（细胞对糖的摄取和利用）障碍。表现在临床上，是机体脏腑、四肢百骸以及皮毛筋肉等组织器官水津不足或失于营养，传统的"阴虚燥热"病理观只反映了机体局部水津匮乏的现象，而没有反映造成这种现象的实质是脾气亏虚，水谷精微不布所致。

临床上大约有50%的2型糖尿病病人没有口渴、多饮、消瘦的症状。如果采用"阴虚燥热"立论，临床上中医辨证施治就无从着手，但是从糖尿病具有糖的利用障碍，血糖偏高的本质出发，掌握消渴病脾气亏虚，水谷精微输布失常的关键病机，其辨证治疗也就抓住了关键。

2. 湿阻、肝郁、肾虚是基本病因

长期过食肥甘油腻或醇酒厚味，酿成湿热内阻，脾气亏虚，脾失运化，发为消渴。《黄帝内经·素问·奇病论》在解释消渴病的发病原因时，提出"此肥美之所发也，此人必数食甘美而多肥也。肥者，令人内热；甘者，令人中满，故其气上溢转为消渴"。《黄帝内经·素问·通评虚实论》也指出"消瘅，肥贵人，则膏粱之疾也。"《景岳全书》中指出："消渴病，其为病之肇端，皆膏粱肥甘之变……皆富贵人病之而贫贱者少有也。"由于富贵之人热量过剩，体力活动少，体形肥胖，多痰多湿，故易患消渴。古人通过临床实践总结的经验和近年来国内外流行病学调查的结论是完全一致的。药物使用不当，或酿湿伤脾，脾失运化，或伤肾动精，使肾不能为脾温煦，脾失运化，也可发为消渴。

长期情志不畅，气机郁结，就会影响脾胃的升降、运化。脾的运化失职，水谷精微不布，则发消渴，现代医学同样认为，精神因素是导致糖尿病人血糖波动和病情恶化的重要因素。

无论是先天禀赋不足或是后天房事不节，劳伤过度，均可造成肾气虚竭，使脾失肾中阳气之温煦，致脾气亏虚，不能输布水谷精微而发为消渴。《备急千金要方·消渴》说：消渴由于"盛壮之时，不自慎惜，快情纵欲，极意房中，稍至年长，肾气虚竭……此皆由肾气虚耗故也。"《济生方》曰："消渴之疾，皆起于肾。"

3. 瘀血内阻是必然结果

现代医学认为，糖尿病患者由于有高血糖的特征，使得全血比黏度，血浆比黏度，红细胞压积，红细胞电泳时间，红细胞变形能力，以及血胆固醇、甘油三酯均高于正常，血液呈凝、聚、浓、黏状态。其结果是导致毛细血管壁增厚，血流动力学及血液成分的改变，出现微循环障碍。

中医认为消渴病患者脾气亏虚，水谷精微滞留于血中，日久必凝聚成瘀，血瘀络阻，津液更难输布，五脏六腑、四肢百骸更难得其养，消渴病就越加严重。

4. 抓病机，审病因，重在益气健脾

既然消渴病的病机关键是脾气亏虚，治疗重点自然应是益气健脾，尽力恢复脾的运化功能。中医药治疗消渴病之方甚众，其中配用健脾之药者达半数以上。如已故名医施今墨治疗消渴病以黄芪、山药、苍术、玄参为基本药物，祝谌予老中医力倡而用之，临床确有疗效。现代药理研究也证实，许多健脾药物如人参、黄芪、山药、白术、苍术、茯苓等具有降血糖的作用，从而显示了探索健脾治疗消渴病是大有希望的。

现代医学治疗糖尿病，强调要注意饮食治疗与合理运动。中医学治疗消渴病，也并非单指药物，还包括适度的饮食与劳逸。

适度的饮食，有利于脾气的恢复。要做到适度的饮食必须注意饮食的"质"与"量"。在"质"方面，消渴病患者一般应以五谷杂粮为主，配以瘦肉、鸡蛋

为宜。过食肥甘厚味，或嗜酒过度，都可致湿热内生，影响脾之运化，不利于消渴病的康复。在"量"的方面，饮食应以适量为宜。应根据患者的体形，从事的劳动强度，决定食量的多少。过饥，则摄食不足，气血生化乏源，五脏六腑、四肢百骸失其滋养，不利于消渴病的康复。过饱，则饮食过量，导致脾胃的损伤，水谷精微不布，滞留于血中更甚，消渴病日益加重。临床实践证明，部分糖尿病患者单纯通过饮食控制，便可以达到控制血糖的良好目的。

过度安逸，完全不参加劳动和体育锻炼，会使气血运行不畅，脾胃功能呆滞，水谷精微滞留于血中更甚，消渴病日益加重。适度的运动，有利于脾主肌肉、四肢的作用，它促进气血运行以达到润畅中焦气机，使脾运得健。

除健脾益气以外，还要仔细分析，是哪些因素引起脾气亏虚的。湿阻脾虚者拟化湿健脾，常用化湿药有黄连、黄芩、苍术、芦根、薏苡仁、大黄等。肝郁脾虚而致者拟疏肝解郁健脾，常用疏肝药有柴胡、当归、白芍、薄荷、玉竹、丹皮。肾虚不能温煦而致者拟益肾健脾，常用补肾药有生地、熟地、山茱萸、山药、黄精、麦冬、杞子、附片等。

消渴病发展到一定的时候，必然会有瘀血的产生。因此，近代很多医家都认为，在消渴病的中后期，在辨证的基础上，要加用活血化瘀的药物。而笔者则认为，当遵《金匮要略》"上工治未病"的观点，在其早期，在还没有明显瘀血证候的时期，就应当在辨证施治的基础上，适当加用活血化瘀的药物，预防或减缓瘀血证的产生。在消渴病的中后期，当然要较之早期更重视活血化瘀药物的应用，常用的活血化瘀药有当归、红花、川芎、丹参、赤芍等。

（2004 年 1 月发表于《浙江中医杂志》）

痛风的病因病机及治疗浅探

痛风是长期嘌呤代谢障碍，血尿酸增高引致组织损伤的一组疾病。其临床特点为高血尿酸症伴痛风性急性关节炎反复发作，痛风石沉积、痛风石性慢性关节炎和关节畸形，常累及肾脏引起慢性间质性炎和尿酸肾结石形成。属中医的痹证、淋证、水肿等范畴。现根据痛风好发的体质，诱发的因素及其不同阶段的症状，就其病因病机及治疗作浅探如下。

1. 脾肾亏虚是痛风的病机关键

胃的分清别浊与脾的传输，肺的敷布，通过三焦，清者运行于脏腑，浊者化为汗与尿排出体外。脾的运化功能失常，则分清别浊与传输功能失职，痰湿生成过多（血中尿酸生成过多），可发为痛风；若肾虚，肾的气化作用失常，开合不利，则水湿内停，痰湿积聚过多（血中尿酸排泄障碍），也可发为痛风。临床上，痛风患者多见于中、老年，多有家族遗传史。说明痛风与素体禀赋不足或年老体衰，脾肾亏虚有关。同时痛风病人常与肥胖、糖尿病、原发性高血压病相伴发，而上述疾病常常与脾肾亏虚，痰湿内盛相关，也佐证了脾肾亏虚是痛风的病机关键。

2. 湿、痰、瘀是痛风的基本病机

痛风性关节炎急性发作期，属中医痹证范畴。受累的关节红、肿、热、痛和活动受限，其病机是湿热邪毒，郁于关节，气血运行受阻而致；关节发病，夜半居多，说明其病在血，除湿热之外，当有瘀血。关节疼痛日久，常致关节漫肿畸形，此乃痰瘀胶固而致。日久皮肤可有痛风结节或溃流脂浊，属中医脂瘤范畴，是痰湿凝聚于肌肤而生。部分病人合并有肾结石，发作时尿血、尿频、尿急、尿痛，属中医石淋范畴，此乃湿热下注，煎熬成石，结石损伤脉络而致尿血。综上所述，因痛风而作的痹证、脂瘤、石淋，皆为湿、痰、瘀作祟。

3. 饮食、情志、寒湿是痛风的相关致病因素

饮食不节，恣食肥甘（高蛋白饮食或高嘌呤食物）或嗜酒伤脾，脾失健运，则生痰湿，痰湿内聚，流注于关节、肌肤、下焦则发为痛风。情怀不遂，忧思气结，气滞血瘀，或郁怒伤肝，肝气横逆犯脾，脾失健运，痰湿瘀内聚，也发为痛风。临床上常见因过度精神紧张，劳累诱发痛风发作。

寒湿之邪乘虚入侵经络关节，与内伏之痰湿瘀相合。寒为阴邪，其性凝滞，凝滞之邪善于闭阻，致气血运行更为不畅，故疼痛较剧。临床上常见痛风病人，遇寒诱发。需要指出的是，痛风病人，寒湿之邪入里化热很快。

4. 脾肾亏虚，痰湿瘀内阻，日久必致水肿，关格

痛风的病人，既有脾肾亏虚之本虚，又有痰湿瘀内结之标实，日久必致脾失健运，气不化水，水湿不得下行而泛于肌肤，形成水肿；也可因肾的气化失常，关门开合不利，引起水液代谢的障碍而发生水肿，小便不利等病症。水肿日久，浊毒不得外泄，进一步损伤脾肾。脾肾气化无权，小便量少，甚至无尿，导致尿毒内攻而出现呕吐清水，不思饮食，烦躁不安，甚则神志不清，此属"关格"。

现代医学认为，痛风发展到后期，可以导致肾间质炎症和血管损害。晚期可出现肾功能不全。上述病理演变与痛风的中医病机演化相符合。

5. 把握病机，分期治疗

痛风的治疗，分发作期与缓解期。发作期一般有受累关节的红肿、热、痛和活动受限，治疗以化湿逐瘀祛痰为主，药选土茯苓、萆薢、生薏苡仁、泽泻、当归、桃仁、红花、僵蚕、白芥子、胆南星等。发作间歇期和慢性期应健脾益肾为主，兼以化痰逐瘀，药选黄芪、白术、茯苓、苍术、补骨脂、肉苁蓉、骨碎补、熟地黄、赤芍、丹皮、当归、浙贝、白芥子、僵蚕等。

（2004 年 5 月发表于《浙江中医学院学报》）

内分泌性突眼的病因病机及治疗浅探

内分泌性突眼又称 Craves 眼病，是一种危及视力且损伤外貌，并呈进行性发展的一种自身免疫性 疾病，属中医"瘿病"范畴。

中医学在对瘿瘤的描述中，有"双眼突出"的记载，但把它作为一种独立的疾病，并对其病因病机及治疗进行完整的探讨，目前未见报道。 临床上根据其不同发展阶段，给予辨证施治，常会收到较好的疗效。现根据内分泌性突眼的好发体质，诱发因素及其不同 阶段的症状，就其病因病机及中医治疗作一浅探。

1. 湿、痰、瘀是内分泌性突眼的病理产物

内分泌性突眼的局部病理改变是双眼球向外突出。如果仅用传统的中医诊断方法，其辨证较为困难。如果我们借助现代的科技手段，可以发现其病理改变主要是眼球后组织及眼部肌肉的水肿与炎症性浸润，以及眼肌纤维性增生。从中医微观辩证的角度出发，上述病理改变属于水湿潴留于目窠，凝聚成痰，痰凝日久则生瘀血。

2．肝郁火旺与气阴亏虚是内分泌性突眼的病机

内分泌突眼的病人多伴有急躁多汗，多食消瘦，神疲乏力，心悸失眠，脉弦数等全身症状。中医认为，肝喜条达而恶抑郁，肝郁化火，则性情急躁；火旺伤阴，心阴不足，心火逼液外泄，则多汗；心阴亏虚，心神不宁、则心悸失眠；肝火旺盛，灼伤胃阴，阴伤则热，胃热消谷，则多食易饥；肝旺犯脾，脾不能生化精微以濡养四肢，致四肢不充，则肌肉萎软，体重减轻，神疲乏力；阴虚火旺，则脉弦数。中医辨证为肝郁火旺，气阴亏虚。涉及肝、脾、胃、心等脏腑。

3. 内分泌性突眼致病相关因素

3.1 情志因素　　长期精神抑郁，或突然遭到剧烈的精神创伤均可导致肝的功能失常。肝气郁结，肝郁犯脾，脾失健运，水湿潴留于目窠，凝聚而为痰饮，痰凝日久则生瘀血。湿痰瘀积于目窠，致双眼突出。肝气久郁化火，能耗气伤阴，可导致肝火旺盛，气阴亏虚。临床常因长期精神创伤和强烈的精神刺激，如忧虑、悲哀、惊恐、紧张等促发本病。

3.2 体质因素　　素体阴虚，遇有气郁极易化火，肝火旺盛，又易伤阴，从而使产生的病理变化不易恢复。统计表明，本病的发病有明显的家族性。

4. 把握病机，分期治疗

临床观察结果显示，浸润性突眼从起病至病情稳定或缓解的自然病程，一般为 6 个月至 3 年，眼球突出以起病后 4 ~ 12 个月最严重，至 3 年左右眼球突出常有自行停止发展的倾向。如果治疗及时恰当，可以缩短病程，减轻症状。

内分泌性突眼初期除双眼突出外，多伴有性情急躁，胸闷胁痛，善太息，苔薄腻，脉弦滑。治疗除疏肝健脾化痰外，还应适当加用清肝泻火药。方用丹栀逍遥散加味：丹皮、栀子、柴胡、白芍、茯苓、白术、薄荷、夏枯草、浙贝、葶苈子、白芥子等。

疾病中期，突眼更加明显，多伴有怕热多汗，四肢震颤易激动，多食消瘦，心悸失眠，口苦口渴，舌质红，脉数。治宜养阴清火化痰。方用天王补心丹合一贯煎加减：太子参、天冬、麦冬、生地、五味子、酸枣仁、沙参、杞子、远志、白芍、葶苈子、白芥子、夏枯草、龙胆草、蒲公英等。

疾病后期，双眼突出时间较长，眼目干涩，神疲乏力，纳谷不香，心悸易怒，手颤多汗，舌有瘀斑，脉数或结代。治宜益气养阴，化痰逐瘀。方用生脉散合天王补心丹加减：黄芪、太子参、白术、辰茯苓、麦冬、五味子、酸枣仁、远志、夏枯草、浙贝、白芥子、葶苈子、血竭等。

（2004 年 7 月发表于《浙江中西医结合杂志》）

脂肪肝诊治研析

脂肪肝是指由各种原因引起的脂肪异常大量地在肝脏内蓄积，肝细胞发生显著脂肪变性为特点的一种病症。绝大多数轻度脂肪肝病人无任何症状，中、重度脂肪肝病人可自觉右上腹轻度不适、隐痛，或上腹胀痛，有黄疸、恶心、呕吐、易疲劳等症；体检时可见肝脾肿大，肝功能异常；B超检查是确诊有无脂肪肝的重要依据。中医学中无脂肪肝的病名，但根据上述临床表现，可以将其归为"积证""痞满""痰痞"等病证范围。《黄帝内经·素问》中有"肝壅，两胁痛"，《金匮要略》中有"心下坚，大如旋盘……"《古今医鉴》中有"胁痛或痰积流注于心，与血相搏留为病"等，所述的证候类似脂肪肝。现根据脂肪肝的好发体质，促发的因素及其症状，就其病因、病机及治疗作浅探如下。

1. 气滞、湿阻、痰积、血瘀是其基本病机

脂肪肝的形成与肝脾的功能失调、气血津液运行障碍有关。《读书随笔》曰："凡病之气结，血凝，痰饮，积聚，痞满……皆肝气之不能舒畅所致也。"肝为将军之官，主疏泄，主藏血。受情志刺激，肝气郁结，疏泄失常，以致气机阻滞。脾乃仓廪之官，主司水湿及水谷精微的运化及输布。饮酒过度，嗜食肥甘厚味，损伤脾胃，脾失健运，水湿内阻。气滞湿阻，日久生痰，积于肝内，形成痰积。湿阻，痰浊与血液相结，与气滞并见，则形成血瘀。"气、湿、痰、瘀"常相互转化与兼夹。如气滞日久，脾失健运，饮食不化为精微反为湿，可致水湿内停；脾虚湿阻，也可导致水液代谢障碍，痰浊内停，形成痰积。痰瘀交阻，积于肝内，往往是中晚期脂肪肝的主要表现。

2. 素体脾虚是发病的根本

流行病学调查表明，遗传因素对脂肪肝的发病有不可忽视的作用。临床上脂肪肝多发于形体肥胖，有家族史的人群中。这与这些人群素体脾气亏虚有关。脾主运化，包括运化水谷和运化水湿两个方面。素体脾胃虚弱是形成痰湿内盛的重要因素。《诸病源候论》曰："劳伤之人脾胃虚弱，不能克消水浆，故有痰饮也。"《景岳全书》曰："夫人之多痰，悉由中虚而然……不观之强壮之人，任其多食，则随食随化，未见其为痰也……正以脾气愈虚，则食不能化，而水液尽为痰也。""惟脾虚饮食不能消化而作痰者，其变最多，但当调理脾胃，使其气强，则自无食积之虑。而痰饮即皆血气矣，若脾气微虚，不能制湿，或不能运化而为痰者，其证必食减、神倦，或兼痞闷等症。"可见脾气虚弱，运化功能失健，是脂肪肝发病的根本。

3. 饮食、情志、过逸是相关致病因素

流行病学调查也表明，脂肪肝的发生与超量饮酒、膳食过油腻的饮食习惯、久坐少动的生活方式、肥胖的体形等有关。中医认为，恣食膏粱厚味，饮酒过度，往往导致脾胃功能失常，清阳不升，浊阴不降，从而聚湿生痰，痰浊入络，随气运行，停滞于肝。如果情志过激，郁怒伤肝，思虑伤脾，久则内伤气机，致气机升降失调，影响水液代谢、血液运行，可变生痰、瘀，痰瘀互结，阻络于肝。《医林绳墨》朱丹溪曰："气也，常则安……逆则祸，变则病，生痰动火，升降无穷，燔灼中外，血液稽留，为积为聚。"如过逸少劳，则脾胃失和，肝血不畅，气滞血瘀，痰湿交结，积聚于肝。

4. 把握病机，辨证施治

临床上对脂肪肝的治疗，要根据不同的病因、病机，辨证施治。脂肪肝的主要表现为肝大，右胁腹胀或疼痛，或有黄疸，恶心等。脾虚者可兼见形体肥胖，倦怠乏力，喜坐恶动，脘腹胀满，食后更甚，舌淡苔腻，脉细弱。治宜益气健脾，以六君子汤为基本方，可选用党参、白术、茯苓、陈皮、半夏、甘草等药物治疗。气滞者可兼见情志抑郁易怒，口苦目涩，脉弦。治宜疏肝解郁、行气和中，以柴

胡疏肝散与逍遥散为基本方，可选取用柴胡、枳壳、白芍、甘草、当归、茯苓、白术、泽泻等药物。痰积者可兼见胸闷，身重体倦，舌质淡红，苔胖腻，脉滑。治当祛痰化浊，可用二陈汤合三子养亲汤为基础方进行加减，药用半夏、陈皮、茯苓、胆南星、莱菔子、苏子、厚朴等。血瘀者可有面色黯褐，舌质或黯，或边有瘀点，舌下瘀筋显露，脉象弦劲或弦而坚涩。以活血化瘀、软坚散结为主要治则，方选膈下逐瘀汤为主加减，药选桃仁、川楝子、延胡索、五灵脂、丹参、川芎、当归、草决明、山楂等。临床上常见气滞、湿阻、痰积、血瘀等各种病机相互兼夹并见，应根据不同的兼见证，给予理气、化湿、祛痰、化瘀等法治疗。

现代药理研究证实，山楂、当归、丹参、郁金、泽泻、草决明、柴胡、黄精、何首乌等药具有降血脂、抗脂肪肝的作用，可通过作用于脂肪代谢的不同环节发挥调节作用。如泽泻既能干扰外源性胆固醇的吸收，又能影响内源性胆固醇的代谢；丹参则主要抑制内源性胆固醇的合成；草决明具有干扰脂质合成和抑制胆固醇沉积的作用；山楂则能增加胆固醇的排泄。临床可结合辨证，适当选用上述药物，往往能收到较好的效果。

（2005 年 10 月发表于《中医药临床杂志》）

感染后咳嗽的中医治法探讨

感染后咳嗽（PIC）是指各种病原体如细菌、病毒、支原体、衣原体等致呼吸道感染以后继发咳嗽，当感染得到控制，但咳嗽症状仍不缓解。治疗不及时往往转变为慢性持续性咳嗽，严重时会影响日常工作和生活。根据 PIC 的证候特点，我们辨证采用宣透、补虚、活血等方法施治，取得了较为满意的疗效。

1. 宣透肺气

PIC 早期阶段，多数患者都经过抗生素的正规抗感染治疗和清热解毒中药的使用，原来可能有的热象（如发热、咽痛等）已经消失，血常规、胸片及肺部体征检查基本恢复正常，咯痰颜色也由开始的黄稠变为白色泡沫痰或无痰，但咳嗽一症未见明显缓解。究其原因，多由于初期治疗时清热解毒力量有余，而疏风解表之功不足，以致于表邪未尽，肺失宣肃，气逆为咳。因此，此时的治疗重点为疏达外邪，宣肺止咳。临床可根据感邪的性质，发病的时气等辨证施治。若咳嗽绵延不愈，呈干咳无痰，咽喉作痒则咳，晨起或夜间尤甚，遇寒则发，遇暖则舒，咳甚时尿自遗，胸胁震痛，口不干，或口干喜热饮，舌苔薄白或白而不干，脉弦细等。此类证候可予疏风散寒，宣肺止咳。药用麻黄、苦杏仁、干姜、甘草、桔梗、枇杷叶、紫菀、款冬花、牛蒡子、百合、当归等。若干咳少痰，或痰如线粉不易咯出，咽干、喉痒、鼻燥、口渴，舌尖红、苔薄黄，脉小而数等。可予解表宣肺，润燥止咳。药用桑叶、杏仁、南沙参、浙贝母、豆豉、梨皮、桔梗、连翘、山栀等。

刘某某，男，35 岁。2001 年 10 月 18 日初诊。患者半月前开始出现咳嗽伴发热咽痛、鼻塞流涕等症状。经西药抗病毒、补液等对症处理 5 天，发热咽痛除，鼻塞流涕止，但咳嗽反而明显，尤以夜间为甚，口干鼻燥，舌尖红、苔薄黄，脉数。

理化检查：咽充血，两肺听诊阴性，血常规正常，胸片无殊。拟诊咳嗽。治当解表宣肺，润燥止咳。药用冬桑叶、杏仁、山栀各 10g，炙杷叶、南沙参各 12g，瓜蒌皮、浙贝母、连翘、炙百部、淡豆豉各 15g，穿山甲（研吞）6g，桔梗、生甘草各 5g。服药 3 剂后咳嗽缓解，上方去豆豉加梨皮 15g，再服 5 剂，咳嗽停止，咽干喉痒消除。

2. 扶正祛邪

PIC 慢性迁延期，多正气已伤，无力驱邪，邪恋之故，清肃失司，肺气上逆。一般病程较长，常超过 3 周以上，呈慢性持续性过程，反复发作，迁延不愈，严重影响患者的日常工作和生活，但各项理化检查基本正常，支气管激发试验或舒张试验均阴性（咳嗽变异型哮喘除外）。此时辨证多为本虚标实，正虚邪恋。因为咳嗽之所以迁延，必因正气内虚，所谓"邪之所凑，其气必虚"。故正气虚弱乃本病的根本。因而主要应从调理脾肺入手。肺主气，主宣发。肺气虚弱，则卫外不固，外邪易侵；肺阴亏虚，则濡润失职，肃降无权。脾主运化，升清。外感咳嗽久咳不愈而见虚象，乃脾肺气虚、元气耗损之征。正如《脾胃论》云："脾胃之气既伤，而正气亦不能充，而诸病之所由生也"。若脾气亏虚，不能运化水谷津液而聚湿生痰，上渍于肺，则咳嗽、咯痰。

肺气虚者多表现为咳声低弱无力，咯痰清稀色白，畏风自汗，易感冒，舌淡苔白，脉细弱。宜补肺固卫，疏风化痰。药用黄芪、白术、防风、麻黄、苦杏仁、枇杷叶、紫菀、款冬花、僵蚕、蝉蜕等。脾气虚者多表现为咳嗽痰多，痰白而稠，胸脘作闷，神疲乏力，舌苔白而腻，脉濡滑。治宜健脾化痰，理气止咳，可予六君子汤合二陈汤加减。药如党参、白术、茯苓、炙甘草、苍术、陈皮、半夏、厚朴、百部、紫菀。肺阴虚者多表现为干咳少痰或痰少而粘，声音嘶哑，口干咽燥，时有低热，舌红而干，脉细数。治宜滋阴润肺，清燥止咳，方用沙参麦冬汤加减。药如沙参、麦冬、生地黄、紫菀、款冬花、百合、天花粉、川贝母、枇杷叶、杏仁、瓜蒌、桑叶等。

张某某，女，70 岁。2011 年 3 月 7 日初诊。患者 1 月前开始出现咳嗽伴发热、畏寒、流涕，自服午时茶冲剂3天，畏寒症状解除，但咳嗽症状更明显，痰色黄质稠，伴发热咽痛，流浓涕。在当地诊所就诊，给大剂清热解毒中药。连服10天，发热咽痛除，但咳嗽仍明显，呈阵发性发作，咳甚时伴胸闷气急，咳声低弱无力，痰色白质稀，伴乏力自汗。经友人介绍，前来吾处就诊。察舌淡苔净，脉细弱。理化检查：胸部摄片无殊见，支气管激发试验阴性。此乃肺气已虚，邪浊留恋，给补肺固卫，疏风化痰治疗。药用黄芪15g，杏仁、姜半夏、僵蚕、当归、白术各10g，防风、麻黄、桔梗、甘草、陈皮各5g，款冬花12g，蝉衣6g。5剂后咳嗽症状缓解，上方出入，再服10剂后诸症消除。

3. 活血化瘀

临床观察，PIC患者病程较长，咽喉部黏膜常充血、水肿或肥厚。因此说明均有不同程度的瘀血症状存在。PIC初期阶段，外邪袭于肺络，肺失宣达，气机不畅，势必引起血脉凝滞不通；PIC慢性迁延期，因于肺气虚弱，无力运血，血运不行，或阴虚血脉涩滞，或痰浊内盛，阻遏气机，脉络瘀阻。正如《血证论》说："须知痰水之壅，由瘀血使然，但去瘀血则痰水自消"。因而活血化瘀法应贯穿整个治疗过程中。加上活血药可使血活气行，再配以宣肺的药物，可使气血畅行，肺络宣达，外邪随之而出，痰浊随之而泄，邪去正复，咳嗽自息。我们常在辨证施治的基础上加用活血化瘀药，如穿山甲、当归等。

王某某，男，50岁。2002年1月日初诊。感冒后致咳嗽已2月余，已先后服清热宣肺，养阴润肺，止咳化痰等化痰中药半月余，但仍干咳少痰，咽痒不适，声音嘶哑，口干咽燥。察舌质红、苔薄白，脉细弦，咽后壁黏膜充血，淋巴滤泡增生。拟滋阴润肺，活血止咳。药用麦冬、炙杷叶、生地各12g，南沙参、瓜蒌皮、百合、天花粉各15g，炮山甲（研吞）6g，全蝎（研吞）1g，当归、杏仁10g，川贝母8g。5剂后咳嗽减轻，上方加减，再服10剂，诸症解除。

（2005年11月发表于《浙江中医杂志》）

慢性淋巴细胞性甲状腺炎的诊治研析

慢性淋巴细胞性甲状腺炎又称桥本氏病。本病多表现有甲状腺弥漫性肿大，质坚实如触橡皮感，故一般认为属于中医"瘿病"范畴，分别类似于"气瘿"或"肉瘿"。秦汉时已认识到"瘿病"的发生是地方水土使然。《神农本草经》述："海藻苦寒，主瘿瘤气，颈下核"，《千金》《外台》搜集有关治方达数十种之多。历代治瘿方很多，但绝大多数离不开海藻、昆布等富含碘的药物，诸如海藻丸、昆布丸、海藻玉壶汤等。综上可知，古代始终将瘿病置于外科范畴，确切所指即今之缺碘性地方性甲状腺肿，均未明确涉及甲状腺功能异常所反映的病证。桥本氏病发展过程中，多出现代谢亢进的甲状腺功能亢进表现和代谢低下的甲状腺机能减退的症状。故笔者认为，桥本氏病不等于中医"瘿病"，诊治桥本病与诊治"瘿病"虽应考虑到两者的联系，但决不能混为一谈。现根据其好发体质、诱发因素及其不同阶段的症状，就其病因病机及中医治疗作一浅探。

1. 气滞、痰凝、血瘀是桥本病的关键病机

桥本病的主症是颈部瘿肿，质中或硬，随吞咽上下活动，皮色不变，日久不消。中医认为这是气滞、痰凝、血瘀等交阻于颈前而致。颈部属于肝经循行之部位。肝属木，喜条达舒畅。若情志不遂，烦躁易怒，则致肝郁气滞，木郁失于疏土，脾土失健，水液布化失司，阻于颈部而为痰凝；气滞痰凝于局部，影响气机调畅，气滞则血不行，气血痰凝聚为有形之邪，则发为瘿病。诚如明代陈实功所论："夫人生瘿瘤之症，非阴阳正气结肿，乃五脏血、浊气、痰滞而成"（《外科正宗·瘿瘤论》）。

2. 阴虚火旺、脾肾阳虚是桥本病发展过程中的不同阶段

本病一般病程较长，气滞痰凝血瘀，可以郁而化火，肝火过旺，则性情急躁，手颤；火旺伤阴，心阴不足，心火逼液外泄，则多汗；心阴亏虚，心神不宁，则心悸失眠；肝火旺盛，灼伤胃阴，阴伤则热，胃热消谷，则多食善饥；肝旺犯脾，脾不能生化精微以濡养四肢，则肌肉萎弱，体重减轻，神疲乏力；阴虚火旺，则脉细数。上述情况中医辨证为阴虚火旺。气滞痰凝血瘀日久可致脾胃功能减弱，气血生化乏源，形成脾肾亏虚，产生机体代谢功能减低，表现恶食、面色萎黄、肢体畏冷、肢体肿胀等一系列脾肾阳虚之证。

3. 情志与体质是桥本病的相关致病因素

3.1 情志因素　　长期精神抑郁，或突然遭到剧烈的精神创伤，均可导致肝的疏泄功能失常。肝失疏泄，肝气郁结日久，可产生气滞、痰凝、血瘀的病理过程而致瘿肿。临床常见因长期精神创伤和强烈的精神刺激，如忧虑、悲哀、惊恐、紧张等促发本病。

3.2 体质因素　　素体虚弱，真气不足或性格内向，肝气易结者为本病发生的体质因素。真气由先天肾中之精气与后天脾胃之谷气及与大自然天气相通的肺气结合而成，是构成人体生命活动的基本物质。由真气运行产生的气机运动和气化功能是人体生命活动的基本特征。因此，由真气不足或者由于性格内向，肝气易结所致的气机失调、气化失常是桥本病的原始病机或潜伏病机。统计表明，本病的发病有明显的家族性，且以女性多发。

4. 谨守病机，分期治疗

桥本氏病初期除主症外多伴有胸闷不舒，善太息，女子月经不调，舌红苔薄，脉弦滑。此时病程尚短，正气未虚，其病机主要是气滞、痰凝、血瘀。治疗应疏肝理气，活血化瘀，化痰软坚。方用活血消瘿汤加减，活血消瘿汤方以柴胡、郁金、香附、青皮等疏肝理气；三棱、白术、蜣螂虫、自然铜等破血行瘀；瓜蒌皮、山慈菇、土贝母等化痰软坚。

桥本氏病中期除主症外常伴有突眼，神疲乏力，心悸气短，怕热多汗，急躁

易怒，口渴便溏，泄泻，失眠多梦，形体消瘦，舌红少苔，脉细数。此时邪已伤正，其病机除气滞痰凝血瘀外，还存在阴虚火旺之象。拟在理气化痰活血的基础上滋阴降火。如肝经之热明显，拟用活血消瘿汤合一贯煎化裁；如心经之热明显，可在活血消瘿汤的基础上加黄连、山栀、莲心、夜交藤、麦冬、柏子仁等清心火、养心阴以安神志；如渴饮多食、消瘦便频，热在肺、胃，可在活血消瘿汤的基础上加生石膏、知母、黄芩、天花粉、石斛等清热养阴。

桥本氏病后期，除主症外多伴面色光白，手足清冷，精神萎靡，两目周身浮肿，腰膝酸软，下肢萎弱，尿频，舌质淡或紫暗，苔白，脉沉细。此时，正气已虚，除气滞痰凝血瘀外，脾肾亏虚的症状突出。治拟在理气化痰活血的基础上温补脾肾。方用活血消瘿汤加党参、熟地、鹿角片、麻黄、白芥子、防己、仙茅、仙灵脾、甘草等。其中麻黄有免疫抑制样作用，防己有激素样作用[1]。

参考文献

[1] 吴晓霞. 许芝银教授诊治桥本氏甲状腺炎的经验. 南京中医药大学学报，201，1（1）：50.

（2005 年 12 月发表于《浙江中西医结合杂志》）

更年期综合征的中医认识与防治

更年期即围绝经期，指从接近绝经出现与绝经有关的内分泌、生物学和临床特征起至绝经 1 年内的期间，前后大约历时 5 年。本病内分泌改变的特点是：雌激素分泌减少，而促性腺激素（FSH、LH）的分泌增多。至老年期，雌激素稳定在低水平，促性腺激素也略有下降。本文试从更年期综合征的相关认识、治疗、预防几方面探讨如下。

1. 相关认识

中医认为，人体内存在肾——天癸——冲任——胞宫生殖轴，以肾气为主导，由天癸来调节，通过冲任的通盛、相资，由胞宫体现月经的生理特点，其中任何一个环节失调都会引起生殖功能失调，发生闭经、崩漏等。《黄帝内经·素问·上古天真论》中就记述了"女子七岁肾气盛、齿更发长；……七七任脉虚，太冲脉衰少，天癸竭，地道不通，故形坏而无子也。"指出了妇女 49 岁左右，肾气渐衰，冲任亏虚，天癸将竭，精血不足，月经逐渐减少，直至停经，生殖能力降低而致消失。这本是妇女正常的生理衰退变化，但是有一部分妇女，由于体质因素，肾虚天癸衰竭的过程加剧或加深，或工作和生活的不同境遇，以及来自外界的刺激等的影响，难以适应这一阶段的过渡，使阴阳失去平衡，脏腑气血功能不相协调，营卫失和，因而在绝经期前后出现诸多的证候。

2. 相关治疗

2.1 肾阴亏虚 "七七"肾阴不足，天癸渐竭，若素体阴虚，或多产房劳者，数脱于血，肝肾同居下焦，乙癸同源。复加忧思失眠，营阴暗耗，肾阴亏虚，则出现头晕耳鸣，腰酸背痛，足跟疼痛，月经紊乱，大便干结，舌红少苔，脉细数等。治拟填补肾精，方用六味地黄汤为基础。

2.2 肾阳亏虚 绝经之年，肾气渐衰，若素体阳虚，或过用寒凉及过度贪凉，可导致肾阳虚惫。出现畏寒怯冷，兼见头晕，腰酸，神疲，乏力，尿频（夜尿尤多），性欲淡漠，舌淡苔薄白，脉细弱等。治拟温肾扶阳，方选右归丸加仙茅、仙灵脾。

2.3 肝阳上亢 肝藏血，肾藏精，精血同源。肾阴久亏，水不涵木，木少滋荣，则肝阳上亢。临床所见心烦易怒，易激动，头目眩晕，腰膝酸软，头重足飘，失眠，血压波动，月经异常，脉弦细数。治拟滋阴平肝潜阳，方选杞菊地黄汤化裁。

2.4 肝气郁滞 肾阴不足，肝血亏虚，肝主疏泄功能失调，当各种原因引起情志不畅时，极易产生更年期综合征。表现为心情不畅，精神忧郁，胸闷不舒，心悸胆怯，夜寐梦多且时而惊醒，易有幻觉，头晕目眩，口苦咽干，舌苔薄黄或黄腻，脉弦。治拟养血疏肝理气，方用逍遥散加味。

2.5 心神失养 更年期妇女肾精不足，肾水不能上济于心，可致心火亢盛。如平素多愁善感，或有所思不遂，则肝郁化火，伤阴耗血，极易出现营血不足，心神失养之证。表现为多疑善感，甚至无故悲伤哭泣，喜怒无常，时时欠伸，伴见心悸怔忡，乏力肢软，虚烦失眠，汗出者，属"脏躁"。治拟滋阴清火安神，方用百合地黄汤、甘麦大枣汤合方。

2.6 脾气亏虚，营卫失和 中医认为，营行脉中，主营养。卫行脉外，温分肉，滋腠理，司汗孔开阖。营卫皆由脾运化水谷精微化生，肾为先天之本，脾为后天之本；后天赖先天之本，先天赖后天之资。女性在更年期，肾气衰退，可导致脾气虚弱，水谷精微化生不足，故出现营卫不和。多表现为发热，汗出，或恶热畏寒，恶风等。此时肾虚为本，营卫不和为标。治疗拟补肾为主，调和营卫为辅。方用六味地黄汤合桂枝汤化裁。

3. 相关预防

从更年期的发病过程来看，患者在绝经前期即可出现一系列内分泌紊乱的症状，骨代谢出现明显的负平衡，有些人虽无症状但机体也处于一种隐潜的变化。

有研究表明，进入老年的生理性肾虚即有丘脑为主导的各靶腺轴上不同环节不同程度的功能紊乱。现代医学对于调节失衡缺少有效的手段，而中医则长于调理，对于隐性的证或尚未显示于外的体内隐潜性变化具有调整作用，立足于调动机体巨大的自稳调节与储备潜力，对机体进行再调整。《黄帝内经·素问·四气调神大论》："不治已病，治未病；不治已乱治未乱"。未病先治，既病防乱，充分体现中医学的预防思想。因此，在临床实践中可以根据各人的实际情况，适当给予补肾的药物以调理。同时强调要调情志、节嗜欲、适劳逸、慎起居，帮助其顺利渡过更年期。

（2006 年 1 月发表于《浙江中医学院学报》）

中医中药防治糖耐量减低

糖耐量减低（葡萄糖耐量减低，IGT），系指空腹血糖正常而餐后血糖水平介于正常人与糖尿病患者血糖值的一种特殊的代谢状态。诊断标准：空腹血糖 < 7.0mmol/L，口服 75g 葡萄糖的糖耐量试验（OGTT）中，2 小时血糖在7.8~11.1mmol/L 之间。一般认为，IGT 是糖尿病的前期表现，易转化为 2 型糖尿病，又易发生心、脑等大血管病变，且尚不能排除其发生微血管病变的可能性，所以，积极防治 IGT 十分重要。

我们在临床实践中体会到，IGT 的主要原因是胰岛素抵抗。目前防治胰岛素抵抗的西药不多，而中医中药往往从整体出发，有时有适应原样作用，可调整机体的内在平衡，减轻胰岛素抵抗，往往收到较好的效果。现根据自己的体会，对如何应用中医药防治 IGT 浅析如下。

1. IGT 病因

IGT 的发病原因与 2 型糖尿病相似，与遗传易感性及环境因素有关。遗传因素包括引起胰岛素抵抗及胰岛素分泌缺陷的有关基因的存在。中医学认为，遗传基因来源于父母的媾精，而《黄帝内经》所谓 "故生之来谓之精"，就是说人在出生之前，由父母交合的原始之精，先形成于母体胞宫之中，依靠冲任二脉与母体相通，以禀受母体先天之精与后天之谷气而孕育成胎儿，出生之后赖后天水谷之气的给养与吸入大自然大阳之气而长大。由于人出生之前的原始精气与真气密切相关，故《黄帝内经·灵枢·刺节真邪》云："真气者，所受于天，与谷气并而充身者也。"指出真气由先天肾中之精气与后天脾胃之谷气结合而成，是构成人体生命活动的基本物质，由真气运行产生的气机运动和气化功能是人体生命活动的基本特征。因此真气不足（也即脾肾亏虚）所致的气机失调、气化失常而导致的糖代谢功能紊乱是 IGT 发生的内在病因。

环境因素主要与饮食不节与缺少活动有关。过食肥甘厚味，湿热内生，蕴酿成痰；又可损伤脾胃，致水谷运化失司，湿浊停滞体内，致痰热湿浊停聚："久卧伤气，久坐伤肉"，伤气则气虚，伤肉则脾虚，脾气虚弱，运化失司，水谷精微不能转输，水湿停聚，发为 IGT。

2. IGT 病机

IGT 的实质是餐后血糖高于正常人。中医认为是湿痰瘀凝聚于内所致。脾肾虚损，加上饮食不节、活动过少而致水谷精微不归正化，酿成水湿痰浊。痰湿内聚日久，可聚血成瘀，使痰与瘀相兼为病。《外证医案汇编》分析道："流痰，蓄则凝结为痰，气渐阻，血渐瘀，流痰成矣"。《血证论》云："须知痰水之壅，由瘀血使然……然使无瘀血，则痰气自有消溶之地"。痰乃津液之变，瘀乃血液凝滞，由于津血同源，所以痰瘀不仅互相渗透，而且可以互相转化，因痰致瘀，或因瘀致痰。

3. IGT 的辨证治疗

中医认为，IGT 的病机为脾肾亏虚，痰瘀互阻，治疗原则为扶正祛邪。要根据辨证施治的原则，从正虚、邪实两方面考虑问题，分清矛盾的主次，在证候不多时，往往应以健脾或益肾扶正为主，兼以化痰祛邪；在痰瘀诸症显著时，应以涤痰化瘀为主，兼以调节脏腑功能，扶助正气。对形体较胖、皮肉松软、四肢倦怠、腹胀纳呆、气短乏力、舌淡苔腻等脾虚湿困者，宜健脾益气化湿，用参苓白术散、六君子汤等加减治疗；对形体丰满、皮肉结实、体力正常、苔腻脉滑等属于湿浊内停者可以用苍术二陈汤、胃苓汤、三仁汤、温胆汤等加减治疗。对腰酸腿软、体倦乏力、耳鸣眼花、舌苔少、脉沉细等以肾虚表现为主者，用补益肾气的杞菊地黄丸、二仙汤、金匮肾气丸等加减治疗；对于病程较长、面色晦暗、口唇及舌质紫暗，或有瘀点瘀斑、脉涩、肌肤甲错等瘀血证候者，可以选用血府逐瘀汤、桃核承气汤、膈下逐瘀汤等为主。上海中医学院观察到糖尿病大鼠的红细胞胰岛素受体最大结合力下降，但用大黄治疗 4 周后恢复正常，血胰岛素水平也降低。广州中医学院熊曼琪等研究认为加味桃核承气汤能抑制胰高血糖素分泌、增加糖尿病大鼠肝细胞膜上胰岛素受体数目，从而增加了胰岛素的敏感性，改善了胰岛素抵抗。上述研究表明，活血化瘀方法能改善胰岛素抵抗。

（2006 年 6 月发表于《浙江中西医结合杂志》）

前列腺增生的中医药治疗

前列腺增生是老年男性多发病，常于50岁以后发生，属于中医学"癃闭"范畴。其临床表现主要为尿潴留和排尿困难。现就其病因病机及中医药治疗作一浅探。

1. 肾元亏虚是其发病的根本，瘀血败精瘀阻是其发病的关键

前列腺增生的实质是前列腺充血肿胀，腺体结缔组织及平滑肌增生，形成多发性球状结节，压迫尿道，造成排尿困难。从中医理论分析是瘀血败精瘀阻下焦，久致腺体增生，压迫阻塞尿路，小便难以排出，因而形成癃闭。而形成瘀血败精瘀阻下焦的原因是肾元亏虚，这与临床本病多发老年男性相吻合。年老体弱或久病体虚，肾阳不振，命门火衰，致使膀胱气化无权，则瘀血败精瘀阻下焦；下焦积热，日久不愈，导致肾阴不足，失去濡润、滋养的作用，也可导致瘀血败精瘀阻下焦。

2. 相关致病因素

2.1 情志因素　长期精神抑郁，导致气机阻滞，气滞则血精阻，瘀血败精瘀阻下焦；突然遭受剧烈的精神创伤，气机郁滞，可使原有的瘀阻加重，尿路受压导致癃闭发作。临床常因长期精神忧伤而多发癃闭，也常见因强烈的精神刺激如忧虑、悲哀、惊恐、紧张等促发本病。

2.2 感受寒冷　寒主凝滞。年老体弱之人，肾阳衰惫，复感寒冷之邪，则瘀血败精瘀阻下焦，腺体增大明显，尿路受压加重，导致癃闭发作。临床上常见前列腺增生的患者，一遇寒冷天气就常发作排尿困难。

2.3 饮食因素　《黄帝内经·灵枢·五味论》指出："酸走筋，多食之，令人癃"。过食酸涩之物，可致气滞血瘀，瘀血败精瘀阻下焦，尿路受压加重，导致癃闭发

作。临床常见贪食过量刺激性食物，激发前列腺组织突然充血肿胀，压迫尿道而导致尿潴留。

3. 把握病机，分期治疗

前列腺增生的病机是本虚标实。本虚为肾元亏虚，标实为瘀血败精瘀阻下焦。表现为神疲乏力、大便溏泄、畏寒肢冷、小便频数、排尿无力、纳食不香、舌淡苔白、脉沉迟时，其病机为肾阳虚衰，治宜温肾化气，药用制附子、仙茅、仙灵脾、肉桂、枸杞子、菟丝子、生地、山萸肉、鹿角霜、补骨脂等。表现为小便滴沥不畅、耳鸣耳聋、腰膝酸软、舌光红、脉细数时，其病机为肾阴亏虚，治宜滋阴补肾、通利小便，药用熟地黄、山萸肉、枸杞子、女贞子、桑寄生、怀牛膝等。表现为小便滴沥不尽，或尿时涩痛，或小腹胀痛、面色晦滞、肌肤干燥、毛发不荣、舌质暗红有瘀斑、脉沉涩时，其病机为瘀血败精瘀阻，治宜化瘀软坚，药用穿山甲、蒲黄、桃仁、王不留行、泽兰、益母草、赤芍、怀牛膝、浙贝母、海藻、枳实、皂角刺、威灵仙。

临床诊治时，要综合患者的症状，详察病机，分清标本虚实，孰轻孰重，综合运用上述各种治法。在急性期，以治标为主，在缓解期，以治本为主，但总拟标本兼治，只不过是各期侧重不同而已。在治疗方面，还应注意本病早期多为前列腺充血，属中医血瘀范畴。在治本的同时，宜理气活血化瘀，多选用枳壳、香附、泽兰、益母草、赤芍、当归等药。本病后期有腺体结缔组织及平滑肌组织增生，形成多发性球状结节。中医认为是久病入络，属"积"范畴，非消癥破积不能除其根，故在治本的同时选用穿山甲、蒲黄、桃仁、浙贝母、海藻、枳实、皂角刺、威灵仙等药。

（2006 年 8 月发表于《现代中西医结合杂志》）

代谢综合征的病因病机及治疗

1. 代谢综合征的概念

代谢综合征是一组以中心性肥胖为中心的多种代谢异常的集合，主要包括中心性肥胖、高血糖、高血压、脂代谢异常等。鉴于它与糖尿病及心血管疾病的密切关系，显著增加心血管事件及死亡的发生，控制代谢综合征的流行已成为当务之急。

因为引起代谢综合征的潜在的发病机制目前还未明确，所以还没有一种药物可以很理想和针对性地调节代谢综合征作为一个整体的内在病因，从而降低所有的危险因素的影响和长期的代谢及心血管不良后果[1]。中医药在这方面应该挖掘潜力，找出有效的防治方法。现根据代谢综合征好发的体质，诱发的因素及其临床症状，就其病因病机及治疗做浅探如下。

2. 代谢综合征的病因病机

2.1 痰浊瘀血是其主要病机 从大多数患者的情况来看，中心性肥胖往往是代谢综合征的罪魁祸首，随后将出现高血糖、高血压、血脂异常等一系列问题，相当于中医的痰浊、血瘀的范畴。对于肥胖与痰湿的关系，元代朱丹溪首次提出："肥人多痰，乃气虚也，虚则气不运行，故痰生之"，强调肥胖人痰湿的形成与气虚的关系。《张聿青医案》更是明确指出："形体丰者多湿多痰。"对痰与瘀的关系，《外证医案汇编》分析道："流痰，蓄则凝结为痰，气渐阻，血渐瘀，流痰成矣。"《血证论》云："须知痰水之壅，由瘀血使然，然使无瘀血，则痰气自有消溶之地。"痰乃津液之变，瘀乃血液凝滞，由于津血同源，所以痰瘀不仅互相渗透，而且可以互相转化，因痰致瘀，或因瘀致痰。研究也证实血清胆固醇、甘油三酯、低密度脂蛋白含量的升高是痰浊特有的重要生化指标和物质基础 [2]。同时对痰瘀之间的关系，也有研究认为：瘀证主要表现为血液凝聚的异常，其甘油三酯、纤维蛋白原含量增高，血沉增快，红细胞聚集指数增高；痰证和痰瘀证均表现为黏、浓、凝、聚的异常，痰瘀证的变化程度甚于单纯的瘀证，说明"痰可致瘀"，并提出痰证与瘀证具有共同的病理生理基础 [3]。

2.2 脾气亏虚是其关键病机 从中医的脏腑生理功能及病理变化角度出发，笔者认为以中心性肥胖、高血糖、高血压、脂代谢异常等为特征的代谢综合征，其病机关键应是脾气亏虚。脾主运化，包括运化水谷和运化水湿两个方面。饮食入胃，经过胃与脾的共同消化作用，其中的水谷精微，还须通过脾的运输布散而输布全身，以营养五脏六腑，四肢百骸。脾主运化，主要是依赖于脾气的作用。脾气亏虚，脾失运化，不能把水谷变成精微物质，为脏腑肌肉所用，也不能运化水湿之邪，加之升清降浊功能失常，使膏脂、痰浊瘀滞停聚于内，则出现高血糖，高血压，血脂紊乱，形体肥胖。

关于脾在代谢紊乱中的病理作用，历代医家多有论述。

《诸病源候论》有："脾胃虚弱，不能克消水浆，故有痰饮也。"《景岳全书》云："夫人之多痰，皆由中虚使然，果使脾强胃健，如少壮者流，则水谷随食随化，皆成气血，焉得留而为痰？惟其不能尽化，十留一二，则一二为痰，十留三四，则三四为痰矣，甚至留其七八，则但气血日消，而痰涎日多矣。""惟脾虚饮食不能消化而作痰者，其变最多，但当调理脾胃，使其气强，则自无食积之虑。而痰饮皆血气矣，若脾气微虚，不能制湿，或不能运化而为痰者，其证必食减、神倦，或兼痞闷等症。"可见脾气虚弱运化功能失健，是痰浊内生，代谢紊乱的关键。

2.3 虚损变证是代谢综合征的不良结局 脾气亏虚，痰瘀内阻，或痹阻于心，或扰动肝胆，或流窜经络，或浊毒壅阻，三焦气化失司，可导致真心痛、中风、厥证、关格等"变证""坏证"，致死，致残率均高，应通过早期防治而尽力避免。

2.4 真气不足是代谢综合征发病的内因 流行病学观察表明，代谢综合征是遗传因素和生活方式综合作用的结果。中医学认为，遗传基因来源于先天父母的媾精，由父母交合的原始之精，先形成于母体胞宫之中，依靠冲任二脉与母体相通，以禀受母体先天之精气与后天之水谷之气而孕育成胎儿，出生之后赖后天水谷之气给养与吸入大自然天阳之气而长大。由于人出生之前的原始精气与真气密切相关，故《灵枢·刺节真邪篇》云："真气者，所受于天，与谷气并而充身者也。"指出真气由肾中精气与后天脾胃之谷气与大自然天气相通的肺气结合而成， 是构成人体生命活动的基本物质，由真气运行产生的气机运动和气化功能是人体生命活动的基本特征。因此真气不足所致的气机失调、气化失常是导致代谢功能紊乱的内因。临床观察，那些具有家庭遗传背景，体质羸弱，真气不足的人群往往是代谢综合征的易感人群、高危人群。

2.5 饮食不节、情志不遂、劳逸失调是其外因 平素偏嗜肥甘厚味及富含脂肪的油腻之物，壅滞脾胃肝胆气机，运化疏泄失职，脾气亏虚，水谷不归正化，且肥甘易生湿化热，故而变生膏脂痰浊；又有嗜酒无度，损伤肝胆脾胃，湿热蕴结，化生痰浊，即所谓饮食自倍，肠胃乃伤；情志不遂，肝胆失于疏泄，波及脾胃，运化失常，且胆汁不能正常排泄以净浊化脂，故膏脂痰浊内聚；思虑过度，以致气机阻滞不畅，脾胃运化乏力，痰浊内生；劳逸失调导致脾胃功能紊乱；或过于安逸，缺乏运动，所谓久卧伤气，久坐伤肉，伤气则气虚，伤肉则脾虚，又见年轻人平素生活饮食起居无常，玩乐无度，长期过劳，劳则气耗，总致脾气虚弱，脾失健运，变生痰浊。

3. 代谢综合征的治疗

3.1 针对病因治疗 适度的饮食，有利于脾气的恢复。要做到适度的饮食，要注意到食的质与量。在质方面，代谢综合征患者应以五谷杂粮为主，多食纤维素。过食肥甘厚味，或嗜酒过度，都可致气机阻滞，湿热内生，影响脾之运化，不利于代谢紊乱的恢复。已有研究表明，长期以来中国人的膳食结构以植物食品为主，以致于中国人的基因不适应以动物食品为主的膳食习惯。同样给予高蛋白、高脂肪饮食，中国人得代谢综合征的概率要比西方人大。在量方面，应根据患者的体形，从事的劳动强度，决定食量的多少。过饥，则摄食不足，气血生化乏源，五脏六腑、四肢百骸失其滋润，不利于代谢紊乱的恢复。过饱，则饮食过量，导致脾胃的损伤，水谷精微不布，滞留于血中，代谢紊乱日益加重。

要帮助病人克服和消除急躁、忧郁、疑虑、悲伤、恐惧等不良情绪，结合病人的人事境遇、文化修养等，有的放矢地予以疏导，使其怡情放怀，肝气得疏，脾气得健，可使病人早日康复。对于有肝郁气滞证候的病人，应及早给予疏肝理气治疗，以防肝气横逆犯脾，脾气亏虚，发为代谢综合征，可用柴胡疏肝散加减治疗；对于思虑太过，伤及心脾的病人，应给予健脾养心，可用归脾汤加减治疗。

对于正常人，平素要加强体育锻炼；对于已有代谢紊乱的病人，也要经常进行适度的运动，通过运动，可以活动筋骨，通畅血脉，通畅中焦气机，使脾运得健，有利于疾病的康复；对于已有变证、坏证的病人，活动量应逐渐增加，以劳而不倦为度，多参加散步、太极拳、气功等活动。

对于那些具有家庭遗传背景，真气不足的易感人群，除注意饮食、运动防治与心理调摄外，还可用补肾益气的杞菊地黄丸、二仙汤、金匮肾气丸等加减治疗。

3.2 针对病机治疗 既然代谢综合征的病机关键是脾气亏虚，治疗重点自然应是益气健脾，尽力恢复脾的运化功能。可用香砂六君子汤加减，药如木香、砂仁、党参、白术、苍术、茯苓、黄芪、甘草、陈皮等。

中医认为，痰浊瘀血既是病理产物；又是进一步导致变证、坏证的病因，所以，解决好痰瘀互阻的问题是至关重要的。活血化瘀去痰排浊是中医的特色。对于患代谢综合征并有病程较长、面色晦暗、口唇及舌质紫，或舌有瘀点瘀斑、脉涩、肌肤甲错等瘀血证候者，可以选用血府逐瘀汤、桃红饮、膈下逐瘀汤、复元活血汤、大黄虫丸、抵当汤等为主。对于肥胖或兼有痰湿者用竹沥达痰丸、涤痰汤、顺气导痰汤等为主治疗，而多数患者则需要痰瘀并治，可将化痰及活血的方剂合方加减。

参考文献

[1] 宋秀霞.国际糖尿病联盟（IDF）代谢综合征全球共识定义[J].糖尿病之友，2005，（8）：7.

[2] 徐远. 中医治疗代谢综合征的思路与方法 [J]. 中医杂志, 2003, (4): 301.

[3] 温化冰. 痰热证、瘀血证和痰瘀证血液流变学对比观察 [J]. 北京中医学院学报, 1992, (6): 21.

（2006 年 10 月发表于《中华中医药学刊》）

益肾化痰祛瘀法治疗糖尿病脑病证治探讨

糖尿病脑病的概念形成于 20 世纪 60 年代，主要是指糖尿病引起或合并的认知功能损害。1 型糖尿病脑病的发生主要责之于低血糖的反复发作。2 型糖尿病脑病的发生则是多因素共同作用的结果，多数研究认为，该病与高血糖引起的血管病变及代谢紊乱继发脑部海马等结构发生突触可塑性及神经递质改变有关。中医学虽然没有糖尿病脑病的病名，但其临床表现在历代医学古籍中早有记载，如李杲《兰室秘藏》中记载消渴可出现"上下齿皆麻，舌根强硬，肿痛，四肢痿弱……喜怒善忘"及《圣济总录》中有"消渴日久，健忘怔忡"等认知损害的症状记载。因此，我们在临证时常将糖尿病脑病归属于中医的"健忘""呆病"等证的范畴。笔者临床常以补肾填精、营养脑髓以治本，化痰通窍、活血化瘀以治标。并根据具体情况，或治本为主，或治标为主，或标本兼顾。

1. 病因病机

糖尿病脑病的临床症状主要是认知功能的障碍。中医认为，人的认知功能与脑有关。如李时珍提出"脑为元神之府"。而汪昂《本草备要》辛夷条更有"人之记性，皆在脑中"的记载。而脑的生理功能的正常发挥，又有赖于肾精的充足。肾主藏精，生髓而充于脑。消渴病本在肾。如消渴日久，必致肾精不足，髓海空虚，不能养脑而促使脑病的发生和发展。肾精不足，精不化气，气虚不能帅血而行，血行不畅，久致血瘀，阻滞脑络，脑失所养，也可发为脑病。同时消渴病患者常有气虚、气郁、津液运化敷布失常的情况，容易酿湿生痰，燥热炼液灼津成痰，痰浊蒙蔽清窍，也可促发脑病。综上所述，糖尿病脑病的病因尽管很复杂，但肾虚精亏、脑失所养，是本病之本。痰浊阻窍、瘀血阻络是本病之标。

2. 证治方药

2.1 **肾阳不足** 症见表情呆滞，沉默失语，忧郁少动，形寒肢冷，腰膝酸冷，面色苍白，纳少便溏，口角流涎，小便失禁，或夜尿增多，下肢浮肿，舌体胖淡、苔白腻，脉沉迟无力等，治宜温补肾阳。方以金匮肾气丸加减。药用：熟附子（先煎）、山茱萸、枸杞子、牡丹皮、泽泻各 10g，肉桂 3g，茯苓、熟地、山药、菟丝子、益智仁、仙灵脾、肉苁蓉各 15g。

2.2 **肾精不足** 症见两目无神，表情呆滞，记忆力明显减退，失眠易怒，头晕耳鸣，腰膝酸软，步态不稳，舌红少津，脉细数等。治宜滋补肝肾，填精补髓。方以左归丸加减。药用：龟版 20g，熟地黄、何首乌、山药、菟丝子、怀牛膝、旱莲草各 15g，山茱萸、枸杞子、牡丹皮、白芍、麦冬各 10g。

2.3 **痰浊阻窍** 症见精神抑郁，表情呆滞，静而少言，或沉默不语，嗜睡健忘，头痛昏蒙，眩晕，头重头胀，如蒙如裹，胸脘痞闷，口泛痰涎，舌质淡、边有齿痕、苔白腻，脉濡。治宜健脾燥湿，涤痰化浊。方以半夏白术天麻汤加减。药用：茯苓、白术各 15g，半夏、天麻、竹茹、枳实、石菖蒲、远志、郁金各 10g，薏苡仁 30g，黄连 8g，陈皮 5g。

2.4 **瘀血阻络** 症见神情呆板，失眠健忘，头痛胸闷，甚至偏瘫失语，舌质黯红、边有瘀点、苔薄白，脉沉涩。治宜理气导滞，活血化瘀。方以血府逐瘀汤加减。药用：当归、桃仁、川芎、赤芍、桔梗各 10g，生地黄、枳壳、川牛膝各 15g，葛根、黄芪各 30g，三七粉（吞服）、红花各 6g。

3. 典型病例

林某某，女，81 岁，2004 年 3 月 10 日就诊。有糖尿病史 18 年，脑梗死病史 5 年。就诊时神情呆滞，两目无神，记忆力极差，吃饭时常不能记住已盛过几回饭，同时有头晕耳鸣，腰膝酸软情况，右上下肢活动不利，大便秘结，舌质黯红、边有瘀点、苔薄，脉细涩。CT 提示：脑萎缩。中医辨证：肾精亏损，瘀血阻络。治以补肾填精，活血化瘀。方用左归丸合补阳还五汤化裁。处方：熟地黄 20g，山药、赤芍、龟版、牛膝各 15g，川芎、地龙、当归、萸肉各 10g，葛根、生黄芪各 30g，三七粉（吞服）6g。上方加减，调服 4 月后，症状逐渐好转，头晕耳鸣减轻，能看电视、报纸，能与家人进行一般的语言交流，生活能基本自理。

（2006 年 10 月发表于《浙江中医杂志》）

从毒辨治糖尿病探析

高血糖是糖尿病的显著特征，高血糖所致的大血管、微血管病变是糖尿病慢性并发症的发病基础。而低度炎症是血管硬化发生、发展的关键原因[1-4]，也是糖尿病的主要发病因素[5-6]。目前，抗炎治疗已成为治疗糖尿病及并发症的一种新手段。现代研究表明，应用清热解毒的方法，治疗糖尿病有较好的降糖作用，在改善症状和防治并发症上有一定的优势。本文试从中医药"解毒"角度出发，对糖尿病及其并发症的防治做一探讨。

1. 毒邪的内涵分类

毒在中医学中主要包括三方面内容：一泛指药物的毒性、偏性和峻烈之性。二指病症，如丹毒等。三指发病之因，即对机体产生毒性作用的各种致病因素。如《金匮要略》载："毒，邪气蕴结不解之谓。"

毒邪可分为外受毒邪和内生毒邪。而外受毒邪不仅包括直接感受毒邪者，还包括外受内化而生毒的。内生毒邪系指脏腑功能和气血运行失常使体内的生理和病理产物不能及时排出，蕴积体内过多而生成。

从现代医学看，外来毒邪包括病原微生物及其毒素、各种理化因素导致的中毒等。内生之毒则包括组织细胞功能障碍，机体一系列病理生理生化过程的产物，如毒性氧自由基、兴奋性神经毒、过敏介质、炎性介质、钙离子超载、新陈代谢毒素、致癌因子等。

2. 毒邪与糖尿病的相关性

糖尿病的特征是高血糖。长期的高血糖对全身众多组织细胞有损伤作用。如高血糖所致的多元醇代谢旁路活化、糖化终产物形成、脂代谢异常及氧化损伤增加。这些代谢缺陷可以直接损伤人体组织的特异细胞成分，也可以间接损伤细胞外间质或微血管组织，造成局部红、肿、热、痛的低度炎症表现。可以说，低度炎症是糖尿病的主要发病因素。从炎症的微观表现来看，属于中医学的"热毒"范畴。

当胰岛组织长期与异常高葡萄糖浓度相接触后，导致葡萄糖所致胰岛 β 细胞受损，加重胰岛素的分泌缺陷和胰岛素抵抗（IR）。高血糖又加重受体后水平缺陷而致胰岛素抵抗。两者常相生互助为虐。具有清热作用的方药能改善胰岛素抵抗。黄连解毒汤是清热解毒的经典代表方剂，余秀惠等[7]曾报道黄连解毒汤治疗糖尿病有一定的疗效。代培良等[8]用黄连解毒汤治疗四氧嘧啶诱导的糖尿病小鼠，发现其能明显降低四氧嘧啶小鼠的空腹血糖。而且资料统计表明，以清热解毒为主要功效的药物如黄连、玄参、卫茅等相关药物以及黄连素在糖尿病的治疗中使用率很高，有关改善 IR 药物的研究亦多集中于黄连、大黄、黄芪等药。也说明葡萄糖的毒性作用与热毒有其内在的关联性。

糖尿病所致的低度炎症包含了血液固体成分在血管壁黏附形成附壁血栓以及血液有形成分向外渗出血管壁，因此，瘀血必然存在。

水液的正常代谢有赖于脾、肺功能的正常，使水精四布，五经并行，最后下输膀胱而完成。糖尿病所致的血管炎症反应正是经脉出现了病变，也就是五经并行出现病变，故痰饮必然停聚。

中医认为，糖尿病的本质是机体气机代谢失常，水谷不化精微，反生壅滞之湿浊、瘀血，分而酿生具有毒性作用的病理物质。这种病理物质的胶着黏滞之性又决定了其蕴于阴血之中则极易化热酿致热毒。所以说，糖尿病的核心机制是热毒，其上灼肺津，则表现为烦渴多饮，口干舌燥，舌边尖红，苔薄黄，脉洪数。中劫胃液，则表现为多食易饥，形体消瘦，大便秘结，舌苔黄燥，脉滑实有力；下耗肾水，则表现为尿频量多，混浊如脂膏，口干舌燥，舌红，脉沉细数。

毒邪常以气血为载体，无所不及，壅滞气机，败伤血分，又善入津液聚集之处，酿液成痰，或炼液灼津成痰，故毒邪为病常有夹痰夹瘀之特点。痰瘀阻痹经脉，可致肢体麻木、疼痛等；痰瘀痹阻心脉可致胸痹心痛；痰浊瘀阻，清阳不升，可致眩晕；痰瘀阻痹经脉脑络，可导致中风；浊毒内停，上凌心肺，则见心悸气短，喘息不能平卧，少尿，全身水肿等危候。

毒邪内伏，可致营卫失和，气血亏损，脏腑败伤，由此又可进一步增加内毒的化生，痰浊瘀血等代谢产物的堆积。后者与毒胶结瘀滞血络，可使邪毒顽固难解，病邪深伏，病势缠绵；又可加重对正气的损伤，形成虚实挟杂、顽固难愈的特点。故其病多深重难愈，治疗难度大。

3. 解毒法治疗糖尿病

毒邪贯穿了糖尿病发生、发展和变化的整个过程，长期存在于病变的各个时期，因此，糖尿病的治疗要始终重视解毒的应用。

清热解毒法，选用金银花、野菊花、蒲公英、升麻、贯众、马齿苋、桑白皮、仙人掌、黄连等。

化痰解毒法，选用黄芩、天竺黄、瓜蒌、白术、胆星、白芥子、枳实等。

消瘀解毒法，选用桃仁、当归、川芎、丹参、赤芍、益母草、大黄等。

抗毒法，就是扶助正气，调理气血，提高机体自身的解毒能力，以抵制毒邪对机体的损伤。阴阳气血是机体抗毒的物质基础和原动力，阴阳气血亏虚，则机体抵抗毒邪之力随之减弱。因此，根据病情，在解毒的同时配伍人参、黄芪、茯苓、玄参、生地黄、山药、枸杞子、淫羊藿等扶正药也是非常重要的。

参考文献

[1] LIBBY P，RIDKER PM，MASERI A.Inflammation and atherosclerosis [J]. Circulation，2002，105（9）：1135 - 1143.

[2] GREAVES DR，CHANNON KM. Inflammation and immune responses in atherosclerosis [J].Trends Immunol，2002，23（11）：535 - 541.

[3] KOENIGW.Inflammation and coronary heart disease. an overview[J].Cardiol Rev，2001（9）：31 - 35.

[4] ROSS R.Atherosclerosis an Inflammation disease [J]. N Engl J Med，1999，340（2）：115 -126.

[5] PAUL HB. The Inflammation response is an inter part of the stres respons:

Implications for atherosclerosis, insulin resistance, type 2 diabetes and metabolic syndrome X [J].Brain, Behaviorr, and Immunity, 2003, 17: 350 -364.

[6] DAS UN. Obesity, Metabolic syndrome X, and Inflammation [J].Nutrition, 2002, 18 (5) : 430 - 432.

[7] 余秀惠, 范中明.黄连解毒汤治疗糖尿病2例 [J].江西中医药,1996, 27(1): 24.

[8] 代培良, 余得海.黄连解毒汤降血糖作用的实验研究 [J].河南中医学院学报, 2004, 19 (2) : 36 -37.

（2007 年 1 月发表于《中华中医药学刊》）

慢性疲劳综合征的中医证治探讨

慢性疲劳综合征（CFS）的主要特征是慢性或反复发作的极度疲劳，持续半年以上，休息后不能缓解，平均活动量比健康时减少一半以上，并无器质性病变，可伴有认知功能的损害、睡眠紊乱、情绪障碍及咽痛、肌肉关节疼痛、头痛、淋巴结肿大等症状。近年来，笔者参照"虚劳""郁证"等病证，辨证治疗慢性疲劳综合征，常收佳效。现就其病因、病机及治疗探讨如下。

1. 病因

笔者在临床实践中观察到，CFS 的发病，一般都与患者先天不足，后天失养有关。先天责之于肾，后天责之于脾，脾肾亏虚所致的气机失调、气化失常是 CFS 发生的内在病因。CFS 发病的外因主要与过度劳累及饮食不调、情志内伤相关。过度劳累包括劳力过度，劳神过度，房劳过度。《黄帝内经·素问·举痛论》说："劳则气耗。劳力过度则耗气，致脾肾气虚；劳神过度则气血暗耗，致心脾亏虚；房劳过度，则耗伤肾精，致肾精亏虚。饮食不调，损伤脾胃，水谷运化失司，气血生化乏源，致心脾肾亏虚。所欲不遂，情志内伤，致肝郁气滞。"

2. 病机

CFS 的病位在心肝脾肾，病机以虚实夹杂为主，其虚主要是气虚，其实主要为肝郁。气虚与肝郁又互为因果。心藏神，劳神过度，心气亏虚则神疲体倦，失眠多梦，心悸健忘，劳则尤甚；过度劳累，损伤脾气，气血生化之源不足，四肢肌肉失养，则倦怠乏力、酸痛不适；肾藏精，先天肾精不足或后天房劳过度，耗伤肾精，肾之精气不足，则精神萎靡，困倦嗜睡，腰膝酸软；《黄帝内经·素问·痿论》说："肝主身之筋膜"，肝主筋，为罢极之本，情志不遂，可致肝郁气滞，疏泄失职，出现胸胁胀满，脘闷纳少，多梦，心烦易怒等症状；气郁化火，则出现低热、烦躁、头痛、头胀等症状。

3. 辨证治疗

CFS 的病机为虚实夹杂，因此其治疗原则应是扶正祛邪。可根据辨证施治的原则，从正虚、邪实两方面考虑问题，分清矛盾的主次，在正虚（气虚）为主时，应以益气扶正为主，兼以疏肝解郁；在邪实为主时，应以疏肝解郁为主，兼以益气扶正。对以神疲体倦，自汗少气，心悸气短，活动时加重，舌淡、苔白，脉细弱者，宜补益心气，方选养心汤加减；对四肢倦怠，少气懒言，食少纳呆，食后脘腹胀满，大便清薄，舌淡、苔白，脉缓弱者，宜益气健脾，方选六君子汤加减；对神疲，腰膝酸痛，或头晕耳鸣，健忘少眠者，宜补肾益精，方选河车大造丸加减；对情志抑郁，易怒，胸闷而喜太息，胸胁或乳房、少腹胀痛，或烦躁发热，头痛失眠，脉弦者，宜疏肝解郁，方选柴胡疏肝散或丹栀逍遥散加减。

4. 病案举例

徐某某，男，42 岁。2003 年 11 月 8 日初诊。患者 8 月前因企业改制，工作烦杂劳累，开始出现神疲乏力，腰膝酸痛，久坐更加明显，伴头晕，注意力不能集中，或有心烦郁闷。已在多家医院诊治，反复理化检查，未发现器质性疾病，给脑复康、刺五加、安神补脑液等口服，疗效不明显。舌质淡红、苔薄白，脉细弱。此乃肾气亏虚所致，治当补肾填精。药用紫河车、当归各 10g，生地、熟地、仙茅、仙灵脾各 15g，黄肉、狗脊、桑寄生、川断各 12g，鸡血藤 30g，川芎 5g。7 剂后腰膝酸痛症状明显缓解，但仍觉心烦郁闷，情绪低落，上方加玫瑰花、佛手花各 10g，再服 20 剂后诸症消除。

5. 体会

中医治疗慢性疲劳综合征是通过调理脏腑功能，调整机体的内在机制来达到治疗目的。除了药物治疗之外，笔者认为改变患者的认知行为和采用循序渐进的锻炼方法也可以减轻症状。首先，应鼓励患者从精神紧张、重脑力、重体力劳动之中解脱出来，转而从事轻、中度的活动；要调整对生活的期望，减轻现实生活中的精神压力。各种放松疗法，包括气功、瑜伽、按摩、太极拳及生物反馈训练等，对放松、缓解紧张情绪也有一定效果。

（2008 年 1 月发表于《浙江中医杂志》）

从痰瘀辨治高血压病浅析

原发性高血压病早期无临床症状，病人就诊时常在中晚期，一般以腻苔多见，而舌质紫黯，舌下静脉显露的瘀证亦非少见。痰瘀致病在高血压病中征象明显。痰和瘀既是病因又是病理产物。临床上应用祛痰逐瘀的方法治疗高血压病，在改善症状和防止并发症上有一定的优势。本文试从中医药祛痰逐瘀角度出发，对高血压病及其并发症的防治作一探讨。

1. 痰瘀与高血压病的相关性

高血压病的病理改变主要为血管内皮细胞的凋亡及其功能失调，血管内皮细胞调节血管舒缩功能和抗凝集功能障碍，导致血管痉挛、管壁增厚、管腔狭窄，影响全身主要器官的血供。实验研究发现，中医的瘀血证在客观指标上可以看到血流动力学和血液流变性的异常、微循环的障碍、内皮细胞的损伤、血小板功能的亢进以及凝血因子形成并激活，纤溶和抗纤溶系统的启动，红细胞变形性和凝聚性增强等[1]。这可看作高血压致病的诠释。高血压病常伴有高脂血症、高粘血症，它们在高血压病的发病、心脑血管并发症的发生中起着促进作用。有研究表明，血脂代谢紊乱，纤维原、血尿酸升高等是痰浊证的代谢特征。

2. 痰瘀形成的机理

中医认为气血阴阳、津液在人体是相互联系、相互影响的，而肝脾两脏的功能在其中处于中心的地位。肝主疏泄，其一是调畅气机，其二是促进脾胃的消化功能，其三是调畅情志。脾主运化，包括运化水谷精微和水液，故有"脾胃为气血生化之源""诸湿肿满皆属于脾""脾为生痰之源"之说。

笔者认为，情志失调伤肝；饮食失节、过劳或过逸伤脾是高血压病病机特点。

前者致肝郁气滞，继而肝郁化火出现肝火上炎或肝阳上亢，进一步发展致阴虚阳亢，阳盛则化火化风，日久风火相煽，灼津成痰；气滞则可致血瘀、饮停。后者脾虚失运致气虚，痰湿中阻或阻络，气虚也可致血瘀。两者均可导致瘀血与痰浊发生，痰瘀既是脏腑功能虚损的病理产物，又是高血压病进一步发展的新的病因，而且常互为因果，互相交结。痰瘀阻痹经脉，可致肢体麻木、疼痛等；痰瘀阻痹心脉可致胸痹心痛；痰浊瘀阻，清阳不升，可致眩晕；肝阳化风，夹痰瘀上逆阻脑络则致中风；浊毒内停，上凌心肺，则见心悸气短，喘息不能平卧，少尿，全身水肿等危候。

3. 祛痰逐瘀治疗高血压病

痰瘀贯穿了高血压病发生、发展和变化的整个过程，长期存在于病变的各个时期，因此，高血压病的治疗要始终重视防止痰瘀的形成和祛痰逐瘀法的应用。

疏肝理气法，就是疏肝解郁，理气通滞，防止肝郁化火、灼津成痰，或气滞血瘀。选用：柴胡、枳壳、青皮、香附、佛手、炒白芍、郁金等。健脾补气法，就是益气健脾化湿，防止痰湿中阻或气虚血瘀。选用：党参、白术、苍术、茯苓、黄芪、薏苡仁、陈皮、神曲等。祛痰法，选用黄芩、天竺黄、瓜蒌、白术、胆星、白芥子、枳实、莱菔子等。逐瘀法，选用：桃仁、当归、水蛭、川芎、丹参、赤芍、益母草、大黄等。

参考文献
[1] 韩学杰，沈宇. 毒损心络与高血压病 [J]. 中医杂志，2005，46（2）：151.

（2010年10月发表于《浙江中医杂志》）

连建伟教授眩晕验案三则赏析

眩晕是目眩和头晕的总称，目眩以眼花、视物模糊为特征，头晕以感觉周围固物旋转、自身站立不稳为特征，二者常同时并见，故统称为眩晕。本病各年龄段均可发生，以中老年人居多，临床常反复发作，严重者妨碍工作与生活。临床上中医辨证施治，对控制眩晕症状的发生具有较好疗效。连建伟教授勤求古训，熟读经典，善用古方，精于化裁，临证 40 余载，对眩晕症的治疗有丰富的经验。笔者有幸跟诊，爱选连教授治疗眩晕验案 3 例，以供赏析。

1. 息风法

魏某，女，54 岁，2018 年 4 月 27 日初诊。眩晕时作 3 年，发作时伴恶心、耳鸣，平素头胀易怒。右关大，左关弦，舌苔腻尖红。辨证属肝风上扰，治拟息风法。处方：天麻 6g，钩藤 15g（后下），冬桑叶 12g，菊花 12g，制半夏 10g，陈皮 10g，茯苓 15g，生草 3g，炒枳壳 10g，竹茹 10g，炒当归 10g，炒白芍 12g，川芎 6g，丹参 20g，米仁 30g。21 剂，水煎服，日 1 剂。2018 年 5 月 25 日二诊：眩晕好转，头胀易怒已缓解，夜寐多梦，右关大，左关弦，舌苔腻尖红。上方加广郁金 12g，21 剂，水煎服，日 1 剂。1 个月后随访，患者诉药后眩晕逐渐缓解，头不胀，睡眠改善。

按：眩晕一症，《内经》责之于"虚"、责之于"风"。《黄帝内经·灵枢·海论》说："髓海不足，则脑转耳鸣，胫酸眩冒。"《黄帝内经·素问·至真要大论》说："诸风掉眩，皆属于肝。"朱丹溪责之于"火痰""湿痰"。《丹溪心法·头眩》说："无痰则不作眩。痰因火动，又有湿痰者，有火痰者。湿痰者，多宜二陈汤。"[1] 力倡痰火致眩学说。本案眩晕，实与风、火、痰、虚、瘀相关。患者平素饮食不节，嗜食肥甘，脾失健运，痰浊内生，痰浊中阻，阻遏清阳，清窍失养，而致眩晕、恶心；平素情志抑郁，肝失疏泄，郁而化火，火极生风，肝风挟痰上扰清窍，则病发眩晕、耳鸣；平素头胀易怒，亦为肝火、肝风上扰之征；血虚则脑失所养，致头晕目眩；瘀血阻络，脑失所养，致眩晕发作。舌尖红，左关脉弦，乃为肝血亏虚，肝经有风有火。右关主脾胃，右关脉大，为脾胃阳气过盛。苔腻主痰湿在里。治当平肝息风、清火化痰、养血活血，以连教授的经验方"息风汤"化裁。"息风汤"由清代汪如麟《证因方论集要》二陈四物去熟地加天麻汤化裁而成。其中天麻、钩藤、桑叶、菊花以清肝火息肝风。《临症指南医案·眩晕》华岫云按："至于天麻、钩藤、菊花之属，皆属息风之品，可随证加入。"[2] 其中天麻既息肝风又平肝阳，为治眩晕之要药，不论虚证实证，随不同配伍皆可应用，且疗效显著。《本草汇言》："（天麻）主头风、头痛，头晕虚旋，癫痫强痉，四肢挛急，语言不顺，一切中风、风痰。"[3] 钩藤既能清肝火，又能平肝阳。《本草纲目》曰："（钩藤主治）大人头旋目眩，平肝风，除心热。"[4] 冬桑叶性寒质润，能清肝火，平肝息风。菊花入肝经，能平肝潜阳息风。上方4药之中，除天麻性平之外，其余三味性均偏寒偏凉，能既清肝火，又平肝风，兼顾风、火两种眩晕的病机。方中半夏、陈皮、茯苓、甘草健脾化痰。患者右关脉大，右关主脾胃，脉大为阳气旺盛，故加竹茹、枳壳以清胃热、降胃气。肝体阴而用阳，以血为本，以气为用，肝风内动离不开肝血的不足。此外，瘀血阻络，可致脑失所养而发眩晕。故用当归、川芎、赤芍、丹参，以养血活血。上述4药实为四物汤去生地加丹参。去生地的原因，是因为病人苔腻，有痰热内阻之象，恐生地滋腻恋邪。又因病人苔腻，痰湿偏重，故加大陈皮用量至10g，减少生甘草用量至3g。米仁健脾化湿。诸药合用，达到平肝息风、清火化痰、养血活血之妙用。二诊因夜寐多梦、苔腻，故加郁金以疏肝解郁。

2. 补益气血法

袁某，女，48岁，2018年5月18日初诊。眩晕，右耳鸣，大便难解，月事已半年未行。脉缓，舌质红苔薄白有瘀斑。辨证属气血亏虚，治拟补益气血法。处方： 太子参 25g，炒白术 12g，茯苓 15g，炙草 5g，陈皮 6g，炒当归 10g，赤芍 12g，炒白芍 12g，川芎 6g，生地 15g，丹参 15g，大枣 15g，桂枝 5g，生黄芪 25g。14 剂，水煎服，日 1 剂。2018 年 6 月 1 日二诊：眩晕缓解，右耳鸣好转，大便已能解，但量少，月事仍未行，右关大左关弦。上方炒当归改 15g，加制香附 6g。14 剂，水煎服，日 1 剂。半月后随访，病人眩晕症状已消失。

按：《景岳全书·眩晕》指出："眩晕一症，虚者居其八九。"[5] 强调"无虚不作眩"，在治疗上认为"以治虚为主"。《证治汇补·上窍门·眩晕》曰："血为气配，气之所丽，以血为荣。凡吐衄、崩漏、产后亡阴，肝家不能收摄荣气，使诸血失道妄行，此眩晕生于血虚也。"[6] 指出气血亏虚皆可发为眩晕。本案病人劳倦过度，耗伤气血，气血不足，清窍失养则发为眩晕、耳鸣；气虚则大肠传送无力，大便排出艰难；血虚则津枯，不能下润大肠，而致大便干燥；气虚血亏，冲任失养，血海空虚，无血可下，则月事不行；脉缓为气血亏虚之象；舌尖红边有瘀斑为血虚夹瘀之征。治以十全大补汤，补益气血。十全大补汤原载于《太平惠民和剂局方》，主治气血不足，有温补气血之功效。该方是由四君子汤合四物汤加黄芪、桂枝所组成，其中党参、黄芪大补元气；白术、茯苓健脾益气，使气血生化之源得健；当归、川芎，养血活血；白芍养血柔肝；生地滋阴以养血；桂枝温运经脉，与四物汤合用，能养血活血通经。诸药合用，共奏补益气血之功。二诊眩晕虽缓解，但月事仍未行，故加大当归剂量，以养血活血。因左关弦，有肝气郁滞征象，加制香附以疏肝理气通经。

3. 补中益气法

徐某，女，73 岁，2018 年 6 月 16 日初诊。左输尿管肿瘤手术切除后半年，眩晕，自汗出，大便干。右关虚大，左关弦，舌苔薄白。辨证属中气下陷，治拟补中益气。处方：太子参 25g，生黄芪 25g，炒白术 10g，炙甘草 5g，陈皮 6g，当归 12g，升麻 6g，柴胡 5g，炒枳壳 10g，炒白芍 12g，茯苓 12g，米仁 30g，猪苓 20g。21 剂，水煎服，日 1 剂。2018 年 7 月 6 日二诊：眩晕缓解，汗出乏力，右关虚大，左关弦，舌苔薄腻质红。守上方，太子参改 30g，生黄芪改 30g，炒白芍改 15g，加麦冬 10g、五味子 6g。21 剂，水煎服，日 1 剂。2018 年 8 月 3 日三诊：眩晕好转，汗仍多，右关虚大，左关弦，舌苔薄质红，上方加丹参 15g、玫瑰花 5g，去炒枳壳。14 剂，水煎，日 1 剂。半月后复诊，眩晕基本消失。

按：《黄帝内经·灵枢·口问》篇载："上气不足，脑为之不满，耳为之苦鸣，头为之苦倾，目为之眩。"本案患者年迈体衰，加之大病久病，又有手术打击，损伤中气，中气不足，清阳不升，则时发眩晕；气虚皮毛不固，则自汗出；气虚无力推动大便下行，则便干难解；舌质红苔薄白为中气不足之象；右关脉虚大，主中气亏虚；左关脉弦，属肝血不足、肝气郁滞之象。用补中益气汤加白芍、茯苓（即补中益气汤合逍遥散），既能健脾益气，又能养血柔肝，另加米仁、茯苓以抗癌消积。二诊，病人眩晕虽缓解，但仍汗出乏力，右关脉虚大，为中气亏虚未复。时值盛夏，《黄帝内经》曰"春夏养阳"，故加大太子参、生黄芪剂量，以加强补气之力。汗出多，阴液外泄，病人舌质转红，有阴亏之象，故合生脉饮益气养阴。三诊，加玫瑰花、丹参以理气活血。补中益气汤出自《脾胃论·卷中》，原方主治"饮食劳倦所伤，始为热中诸症"。[7] 方中黄芪味甘微温，入脾肺经，补中益气，升阳固表，党参、炙甘草、白术健脾益气，与黄芪合用，以增强其补中益气之功。《古今名医方论》："凡脾胃一虚，肺气先绝，故用黄芪护皮毛而闭腠理，不令自汗；元气不足，懒言气喘，人参以补之；炙甘草之甘以泻心火而除烦，补脾胃而生气。此三味，除烦热之圣药也。佐白术以健脾。"[8] 血为气之母，气虚日久，营血亏虚，故用当归养血和营，助黄芪、党参以补气养血；陈皮理气和胃；少量升麻、柴胡，气之轻而味之薄者，引胃火以上腾，复其本位，助黄芪以升提下陷之中气；炒枳壳理气通便。诸药合用，补中益气，升阳举陷，脑得所养，则眩晕自止。

4. 结语

眩晕病位在脑，其基本病机为病邪上扰清窍或脑失所养。《黄帝内经》认为，眩晕病因不外乎是外邪、气虚、髓亏 3 个方面，且与肝有关。朱丹溪提出无痰不作眩，张景岳认为无虚不作眩。陈修园在前人论述的风、痰、虚之外，加上火，把眩晕病因病机概括为"风""火""痰""虚"4字。叶天士认为眩晕是"肝胆风阳上冒"。连教授认为，眩晕一证，有夹痰、夹火、中虚、下虚之别，治疗也有治肝治肾之分，火盛者清泄上焦窍络之热，痰多者多理阳明，下虚者必从肝治，补肾滋肝，育阴潜阳。[9]

临床上眩晕多分虚实论治。实证眩晕主要病机以肝风内动为主，但常夹火、夹痰、兼虚、兼瘀，治疗应平肝息风、清火化痰、养血活血。虚证眩晕以气血亏虚为多。气血亏虚，脑失所养，拟益气养血，可用八珍汤治疗；如病人阳气不足症状明显，可用十全大补汤温补气血；如病人气血亏虚眩晕，同时有心神不宁之证，可用人参荣荣汤以益气补血，养心安神；又因中气下陷、清阳不升而发眩晕者，当补中益气，用补中益气汤化裁。

连教授在长期临床实践中，对眩晕的治疗积累了丰富的临床经验。如对肝风夹火、夹痰、兼虚、兼瘀而致的眩晕治疗，以其经验方息风汤为主化裁。临证遇此类病证，连教授常从"右关脉"着手。若患者右关脉缓，提示木旺克土，脾胃虚弱，痰浊内生，用二陈汤健脾化痰；若右关脉大，则多为脾胃阳气过盛，可在二陈汤的基础上加炒枳壳、竹茹，以清热祛痰行气；对右关脉大，又伴口苦心悸、夜寐不安者，属痰火上扰、心胆受惊，连教授多在温胆汤基础上加黄连，而成黄连温胆汤；对肝气郁滞明显者，连教授多在温胆汤基础上加香附、郁金，用之疗效甚好。

若患者面色无华，脉细，则加入熟地、白芍，以增强养血柔肝之力；若患者有腰酸痛，视物疲劳之征，则加枸杞子以补益肝肾；若眩晕甚，则加入怀牛膝以引气血下行；若夹血瘀之象，则用川牛膝活血祛瘀；若耳鸣明显，则加灵磁石、石决明、牡蛎，以增强平肝息风之力。

对于气血亏虚所致眩晕，如遇眩晕伴心悸、失眠、健忘，纳呆，属心脾两虚者，则选归脾汤以补血养心安神；气血亏虚，以血虚为甚者，可用当归补血汤加味，重用黄芪补气以养血；若有畏寒肢冷、唇甲淡白者，则在十全大补方基础上加干姜、熟附片等以温运中阳。对于中气下陷所致眩晕，连教授常用补中益气汤化裁。其辨证要点，则有眩晕、自汗、乏力、右关脉大而重按无力。如左关脉不弦，常去柴胡加葛根以升发清阳；腹胀大便难解，加枳壳以宽中行气；气阴不足者，加麦冬、五味子益气养阴；伴胃脘胀满、左关弦明显者，乃肝血不足迹象，加茯苓、白芍以养血柔肝；伴有肝郁者，常加香附、郁金；伴头痛者，常加川芎、蔓荆子以活血疏风止痛。

参考文献

[1] 朱震亨.丹溪心法 [M].王英,竹剑平,江凌圳,整理.北京: 人民卫生出版社, 2005: 220.

ZHU Zhenheng.Danxi Xinfa[M].WANG Ying, ZHU Jianping, JIANG Lingzhen, annotation. Beijing: People's Health Pub- Lishing House, 2005: 220.

[2] 叶天士.临证指南医案 [M].艾军, 戴铭, 点校.北京: 中国中医药出版社, 2008: 26.

YE Tianshi.Clinical Practice Guide[M].AI Jun, DAI Ming, proofread and punctuted.Beijing: China Press of Traditional Chinese Medicine, 2008: 26.

[3] 倪朱谟.本草汇言 [M].郑金生, 甄雪燕, 杨梅香, 校点.北京: 中医古籍出版社, 2005: 20.

NI Zhumo.Introduction to Materia Medica[M].ZHENG Jin- sheng, ZHEN Xueyan, YANG Meixiang, proofread and punc- tuated. Beijing: Traditional Chinese Medicine Ancient Books publishing House2005: 2.

[4] 李时珍.本草纲目 [M].刘恒如, 刘山永, 校注.北京: 华夏出版社, 2013: 898.

LI Shizhen. Compendium of Materia Medica[M].LIU Hen-gru, LIU Shanyong, annotation. Beijing: Huaxia Pubishing House, 2013: 898.

[5] 张介宾.景岳全书 [M].李继明, 王大淳, 整理.北京: 人民卫生出版社, 2007: 407.

ZHANG Jiebin.Jingyue Quanshu[M].LI Jiming, WANG Dalian, annotation. Beijing: People's Health Publishing House, 2007: 407

[6] 李用粹.证治汇补 [M]. 太原: 山西科学技术出版社, 2011: 159.

LI Yongcui. Syndrome Treatment and Remittance [M]. Taiyuan: Shanxi Science and Technology Publishing House, 2011: 159

[7] 李东垣.脾胃论 [M].靳国印, 校注.北京: 中国医药科技出版社, 2011:

25.

LI Dongyuan.On Spleen and Stomach[M]. JIN Guoyin, annotation. Beijing: China Medical Science and Technology Publishing House, 2011: 25.

[8] 罗美.古今名医方论 [M].曹瑛，张晓伟，校注.北京：中国医药科技出版社，2012：1.

LUO Mei. Ancient and Modern Famous Medical Prescriptions[M].CAO Ying, ZHANG Xiaowei, annotation.Beijing: Science and Technology Publishing House, 2012: 1.

[9] 苏俊雄，连建伟.中医传薪录 [M].北京：北京科学出版社，2016：134.

SU Junxiong, LIAN Jianwei.Transcription of Traditional Chinese Medicine[M]. Beijing: Beijing Science Press, 2016: 134.

（潘善余、徐浩娟、连建伟 2019 年 6 月发表于《浙江中医药大学学报》）

胰岛素抵抗中医证治浅探

胰岛素抵抗（IR）是指胰岛素作用的靶器官、靶组织对胰岛素的生物学效应降低而产生的一系列病理和临床表现，包括胰岛素对内源性葡萄糖产生的抑制性效应，胰岛素对外周组织葡萄糖摄取和糖原合成的刺激效应以及胰岛素对脂肪组织脂肪分解的抑制性效应。流行病学证据证明，糖尿病、高血压、血脂紊乱、动脉硬化甚至多种癌症与 IR 有关。目前普遍认为这些疾病既是各自独立、又是有内在联系的一组疾病，而它们的内在联系就是 IR 及其所致的糖、脂代谢紊乱。运用中医药辨证治疗 IR，具有副作用少、疗效稳定等优势。中医药到底是怎样来改善 IR 的呢？现根据 IR 所产生的一系列病理和临床表现，就其病因病机及治疗做一探析。

1. IR 病机以痰浊瘀血热毒内阻为标，脾肾亏损为本

IR 所致的病理特征是糖、脂代谢紊乱，其临床表现多是高血糖、高血脂、高血压和中心性肥胖。这些特点与中医学痰浊、瘀血、热毒的病机特性相符。中医学认为，如果人体内的精微物质无以运化和敷布，血糖、血脂化生受阻，留滞血中，则酿湿生痰，形成痰浊。临床研究也证实血清胆固醇、甘油三酯、低密度脂蛋白含量升高是"痰浊"特有的重要生化指标和物质基础 [1]。

痰浊内盛，侵淫脉道，阻塞经脉，气机痹阻，则瘀血内生。现代医学认为，糖、脂代谢紊乱，使得全血比黏度、血浆比黏度、红细胞压积、红细胞电泳时间、红细胞变形能力，以及血胆固醇、甘油三酯均高于正常，血液呈凝、聚、浓、黏状态，其结果是导致毛细血管壁增厚，血流动力学及血液成分的改变，从而出现微循环障碍 [2]。这些都与中医学瘀血证非常相似。痰浊、瘀血内阻，久而久之，

则酿致热毒。其上可灼肺津，中可劫胃液，下可耗肾水，后期多浸及全身经脉血络，致多脏器损害。

脾主运化、升清。饮食入胃，经过胃与脾的共同消化作用，将水谷化为精微。通过脾的运输布散，又把水谷精微输布全身，以营养五脏六腑、四肢百骸。同时脾脏具有运化水湿的功能。在生理状态下，水液通过胃的受纳、脾的传输、肺的敷布、肾的气化，通过三焦，清者运行于脏腑，浊者化为汗与尿排出体外。因此，脾的运化功能健旺，才能使体内水液维持着相对平衡，防止湿、痰、饮等病理产物生成。脾气亏虚，运化功能受阻，升清降浊功能失常，不能把血液中的精微物质输布全身为脏腑肌肉所用，反成膏脂痰浊，膏脂痰浊瘀滞，停聚于内，则可出现高血糖，高血脂、高血压、中心性肥胖等病变。肾为先天之本，寓元阴元阳，具有藏精、主水、纳气之功。肾精不足，气化失司，无力蒸腾气化水液，则水液内停；肾虚无力温暖脾阳，则脾失健运，致湿聚脂积。肾阴不足，阴虚火旺，虚火灼津成痰；阴虚血少，血行涩滞，则变生瘀浊。阴虚阳盛，肾失开阖之职，使水谷精微直趋下泄，而排出体外，则尿多味甜，或混浊如膏脂。

因此，如果脾、肾功能失常，体内的精微物质无以运化和敷布，血糖、血脂化生受阻，留滞血中，均可聚湿而生痰饮。痰浊内盛，侵淫脉道，阻塞经脉，气机痹阻，则瘀血内生。痰乃津液之变，瘀乃血液凝滞而成，由于津血同源，可因痰致瘀，或因瘀致痰。综上所述，IR 的病理机制错综复杂，往往虚实夹杂，标本兼夹。

2. IR 以肾精不足为内因，饮食不节、情志不遂、劳逸失调为外因

IR 的病因及发病机制可分为遗传及环境两大类。前者与胰岛素信号转导的各个环节、调控糖、脂代谢的多种基因的多态性、突变有关。目前普遍认为普通型 2 型糖尿病及代谢综合征中的胰岛素抵抗是多种基因细微变化叠加效应的后果。在环境因素中主要为摄食过多，尤其脂肪过多，体力劳动过少、情绪失调所引起的一系列代谢变化及一些细胞因子表达增加。

肾主藏精。肾精有先后天之分。先天之精禀受于父母，后天之精源于水谷及脏腑之精微。肾中精气的气化决定了精气基因的活动，影响着个体生老病死的全过程。因此肾精不足，气机失调、气化失常是导致糖脂代谢功能紊乱的内因。临床观察提示，那些具有家庭遗传背景，体质羸弱，形体虚胖，真气不足的人群往往是 IR 的易感人群、高危人群。

平素偏嗜肥甘厚味，脾胃壅滞，运化失职，精微不能正常输布，反而聚湿生痰，变生膏脂痰浊；又或嗜酒无度，损伤脾胃，湿从内生，变生痰浊，即所谓"饮食自倍，肠胃乃伤"。思虑过度，肝气郁结，肝郁伤脾，脾胃运化乏力，痰浊内生。过劳则耗气，过逸则气滞，皆伤脾胃。所谓久卧伤气，久坐伤肉，伤气则气虚，伤肉则脾虚。上述种种情况，总致脾气虚弱，脾失健运，变生痰浊。

3. IR 施治宜辨证为主，诸法综合运用

IR 的致病因素多种多样，其病理机制错综复杂，往往是虚实夹杂，痰瘀互结，因而其单一治法往往难以取得满意的效果，故应辨证施治，将多种治法综合运用，扶正祛邪并用，或扶正为主，或祛邪为主，或扶正祛邪并重，方能取得较为理想的效果。临床上扶正多用健脾益气、滋阴补肾法；祛邪多用化痰、祛湿、降浊、祛瘀、解毒等法。

3.1 健脾益气法　适用于脾气亏虚证，方选四君子汤加减。药用黄芪、太子参、山药、白术、茯苓为基本药物治疗。

3.2 滋阴补肾法　适用于阴虚燥热证，可用杞菊地黄丸加减。药用生地黄、山茱萸、山药、枸杞子、麦冬、沙参、玉竹等以滋阴补肾，填精益髓。

3.3 活血化瘀法　适用于血瘀内阻为主证的糖尿病患者。临床上可选用加味桃核承气汤（即三黄降糖方，黄芪、大黄、桃仁、桂枝、芒硝、生地黄等）治疗2 型糖尿病，具有良好治疗作用。如熊曼琪等[3] 研究提示，加味桃核承气汤可提高 NIDD 大鼠靶细胞对胰岛素的敏感性和反应性。

3.4 清热化痰法　适用于痰热互结证，临床可选小陷胸汤化裁（黄连、法半夏、全瓜蒌、枳实、瓜蒌根、柴胡、桔梗等）治疗。如临床研究提示，黄连、法半夏、全瓜蒌、枳实能明显改善患者症状，降低血糖[4]。

3.5 开郁清热法 适用于肝胃郁热证。有临床报道应用大柴胡汤化裁（柴胡、大黄、枳壳、白芍、黄芩、法半夏、生姜等）治疗肥胖型糖尿病，疗效肯定。临床研究提示，上述药物能显著改善糖脂代谢，减轻胰岛素抵抗而治疗糖尿病[5]。

3.6 清热解毒法 适用于热毒炽盛证，可选用三黄汤合五味消毒饮化裁（黄连、黄芩、大黄、金银花、紫花地丁、连翘、栀子、鱼腥草等）治疗。临床研究提示黄连、黄芩、大黄能明显改善痰湿热结型糖尿病患者的临床症状、糖脂代谢指标、胰岛素抵抗指标[6]。

参考文献

[1] 徐远. 中医治疗代谢综合征的思路与方法 [J]. 中医杂志，2003，44（4）：301.

[2] 温化冰. 痰热证、瘀血证和痰瘀证血液流变学对比观察 [J]. 北京中医学院学报，1992，34（6）：21.

[3] 熊曼琪，林安钟，朱章志，等. 加味桃仁承气汤对Ⅱ型糖尿病大鼠胰岛素抵抗的影响 [J]. 中国中西医结合杂志，1997，17（3）：165.

[4] 赵海荣. 小陷胸汤化裁治疗痰热互结型 2 型糖尿病临床观察及费用分析 [J]. 河北中医，2015，37（9）：1364-1371.

[5] 邓鑫，王文娟. 大柴胡汤治疗肥胖型糖尿病 39 例 [J]. 陕西中医，2011，32（9）：1171-1172.

[6] 叶丽芳，王旭，尚文斌. 三黄汤对肥胖 2 型糖尿病胰岛素抵抗和炎症因子的影响 [J]. 中国实验方剂学杂志，2013，19（7）：289-292.

（潘善余、徐安妗、徐浩娟 2019 年 9 月发表于《新中医》）

连建伟教授失眠验案赏析

失眠，亦称"不寐""不得眠""不得卧"，是以经常不能获得正常睡眠为特征的一种病症，多见于西医学的神经官能症、更年期综合征、脑动脉硬化等患者。轻者入睡困难，或睡而不深，时睡时醒，或醒后不能再睡，严重者可整夜不能入睡，妨碍其工作与生活。流行病学研究显示，中国 45.4% 的被调查者在过去 1 个月中曾经历过不同程度的失眠[1]。

连建伟教授是国家级名中医，从事中医临床 40 余载，医术精湛，经验丰富。特别对失眠的治疗，常以经论为指导，察脉辨证，熟练运用历代名方化裁，具有很好的疗效。笔者有幸跟诊，受益颇多，爰选连教授治疗失眠验案 4 例，以飨同道。

1. 化痰清热以安神

单某，女，55 岁，2018 年 6 月 15 日初诊。失眠已 3 年，近 1 个月来失眠加重，难以入睡，睡后易醒，每夜只能睡 3h 左右，伴口苦，右关脉大，左关脉弦，舌尖红苔薄腻。辨证属痰热扰心，治拟化痰清热。处方：姜半夏 10g，陈皮 10g，茯苓 15g，甘草 3g，生姜 3 片，炒枳壳 10g，竹茹 10g，黄连 3g，郁金 12g，丹参 15g，米仁 30g。共 7 剂，水煎服，日一剂。

2018 年 6 月 22 日二诊。夜寐已好转，但口仍苦，右关大左关弦，舌尖红苔薄腻。上方姜半夏改 12g，黄连改 5g。共 14 剂，水煎服，日一剂。

2018 年 7 月 13 日三诊。夜寐继续好转，仍口苦，便溏，右关大左关弦，舌红苔薄。上方改姜半夏 10g，黄连 4g，加太子参 20g。共 14 剂，水煎服，日一剂。以后患者以黄连温胆汤化裁继续治疗 1 个月。2 个月后随访，患者睡眠改善，每夜能睡 6h 左右，口不苦，纳可，便调。

按：本案患者平素饮食不节，嗜食肥甘，积湿生痰，因痰生热，痰热上扰，故失眠心烦；痰郁化火则见口苦；舌尖红苔薄腻，为痰热内扰之征。右关属脾，右关脉大，连教授认为是阳气旺盛，脾胃尚强；左关属肝，左关脉弦为肝气郁滞，治当燥湿化痰、清热除烦，方用黄连温胆汤（由温胆汤加黄连而成）。温胆汤的古书记载，最早见于唐代孙思邈[2]《备急千金要方·卷十二胆腑·胆虚实第二》篇，有云："治大病后，虚烦，不得眠，此胆寒故也，宜服温胆汤方。"药由半夏、陈皮、枳实、竹茹、甘草、生姜组成。后世医学对温胆汤的命名有多种不同的理解：如《医方集解》云："温胆汤治不眠，用二陈加枳实、竹茹二味，皆凉药，乃以凉胃经之热，非以温胆经之寒也。其以温胆名汤者，以胆欲不寒、不燥常温耳。"[3]南宋陈无择[4]在其《三因极一病证方论》第十卷"惊悸证治"条下亦载有温胆汤，此方主治由"大病后，虚烦，不得眠"扩展到"心胆虚怯，触事易惊，梦寐不祥，或异象惑，遂致心惊胆慑，气郁生涎，涎与气搏，变生诸证，或短气悸乏，或复自汗，四肢浮肿，饮食无味，心虚烦闷，坐卧不安"等症。观其主治，已从"胆寒"变为"心虚胆怯"，并明确提出其病变机制为"气郁生涎，涎与气搏"，"涎"即后世所谓"痰"。这一改变与当今温胆汤的临床应用较一致，其药物组成与《备急千金要方》载的温胆汤已有所变化，即在原方基础上，加茯苓、大枣，将生姜的用量由原来的四两减为五片。连教授认为，胆为"中正之官"，清净之腑，恶烦扰，恶壅郁；又主决断，谋虑出焉，若病后，或久病而宿有痰饮未消，胸膈余热未尽；或胃中痰饮邪热郁结，胃失和降，痰热必然随胃气之逆而犯胆腑，使其欲清不得，欲静不能，必伤少阳温和之气，以致虚烦不得眠、胆怯心悸等[5]。方中半夏辛温，燥湿祛痰、和胃降逆，为君药。陈皮辛苦温，燥湿化痰、理气和胃；生姜辛温，祛痰止呕，又可解半夏之毒，均为臣药。竹茹性寒，清热涤痰、除烦止呕；枳实苦微寒，下气行痰，与半夏相配，气顺痰消，气滞得畅，胆胃得和，均为佐药。少量甘草调和诸药，以为使。恐大枣之滋腻碍湿，故去之不用。诸药合用，化痰而不燥，清热而不寒，使痰热尽去，胆腑自然恢复其少阳温和之气，故以"温胆"名之。本案病例痰热上扰心神，故失眠、口苦，用温胆汤加黄连化痰清火安神；左关脉弦为肝气郁滞之象，加郁金以疏肝解郁；舌尖红为心血亏虚，加丹参养血安神；苔腻为痰湿内阻，合半夏秫米汤（薏苡仁易秫米）燥湿化痰、和胃安神。二诊患者睡眠改善，但口仍苦，苔腻，故改黄连为5g，以加强清火安神之力量；改半夏为12g，以加强燥湿祛痰之功。三诊舌质红，故加太子参以益气养阴，适当减少黄连、姜半夏用量，以防苦寒辛燥太过。

连老在临证中，若患者失眠多梦明显，常加酸枣仁、远志、合欢花以养血解郁安神；若失眠耳鸣，属痰火壅盛者，则加灵磁石、牡蛎、生石决明以平肝清肝安神；若痰湿较盛，则加制南星、炒米仁，以增强燥湿化痰之力；若失眠明显，苔厚腻，属痰食不化者，则合用半夏秫米汤燥湿化痰、和胃安神；若肝风夹痰上扰致失眠伴眩晕，则加天麻、钩藤、冬桑叶、菊花等平肝息风；若失眠伴咽中异物感明显者，为气郁化火，津凝成痰，痰聚咽中，可合半夏厚朴汤以行气化痰开郁；若失眠伴心虚胆怯，心悸不宁，此为气血不足，心神失养，痰湿为患，拟用温胆汤去竹茹加党参、熟地、五味子、酸枣仁、远志以益气养血、宁心安神，方名十味温胆汤。

2. 疏肝健脾以安神

方某，女，50岁，2018年3月23日初诊。失眠1年余，嗳气多，口干，便干，右脉缓，左关脉弦，舌尖红苔薄腻。辨证属肝郁脾虚，治拟疏肝健脾。处方：柴胡5g，酒当归10g，赤芍12g，炒白芍12g，炒白术12g，茯苓15g，甘草5g，陈皮6g，香附6g，郁金12g，丹参20g，炒枳壳12g。共14剂，水煎服，日一剂。

2018年4月10日二诊。睡眠稍改善，嗳气减少，口干仍然，右脉缓左关弦，舌尖红苔薄腻。拟原方丹参改30g，加姜半夏12g、炒米仁30g、合欢皮15g。共14剂，水煎服，日一剂。

2018年4月25日三诊。睡眠已好转，每夜能入睡约5h，嗳气少，口不干，右脉缓，左关脉弦，舌苔薄腻尖红。拟二诊方去枳壳加党参15g，姜半夏改10g。共14剂，水煎服，日一剂。以后患者以逍遥散化裁再继续治疗3个月。4

个月后随访，患者入睡正常，每晚能入睡 6h 左右，无明显不适，胃纳可，便调。

按：本案患者，平素心情抑郁，肝气郁结，肝郁本经，故心烦不眠；肝血不足则口干、便干；肝郁脾虚则嗳气；脾虚生湿则苔薄腻；脾虚则右脉缓；肝郁血虚则左关脉弦而无力；舌尖红为肝血不足。治当用逍遥散养肝血、疏肝气、健脾气。逍遥散首载于宋代《太平惠民和剂局方》[6]，由四逆散衍化而成，主治肝郁血虚，影响脾土的证候。方中当归、芍药养血柔肝为君药；白术、茯苓健脾祛湿，使运化有权，为臣药；柴胡疏肝解郁，既是佐药，又是引经药；甘草益气和中，且缓肝之急。原方中生姜和胃，薄荷能疏散肝经郁热，因本案患者郁热不明显，也无呕恶，故去薄荷、生姜。另加香附、郁金，增强疏肝理气之力；加丹参，以养血安神；加陈皮、枳壳，以增理气行滞之力（即逍遥散合四逆散之意）。二诊睡眠稍改善，但舌苔仍腻，故合半夏秫米汤（米仁易秫米）燥湿化痰、和胃安神；丹参改 30g，以增强养血宁心之力，加合欢皮解郁安神。三诊右脉缓明显，为脾虚较甚，加党参以增益气健脾之力（即逍遥散合四君子汤之意）。

连老在临证中，若患者因郁火伤阴，肝木失柔，常予赤白芍合用以增强养阴清热之功，亦可兼制柴胡劫伤肝阴之弊；若久郁生热，肝胆火旺，舌质偏红，脉弦细数者，常加丹皮、焦山栀清少阳郁火，加生地、丹参清热凉血、养血安神（丹栀逍遥散之意）；若患者失眠伴乏力，汗出明显，右关虚大，为既有肝血不足（肝郁），又有脾气亏虚（且以脾虚为主），加党参、黄芪、升麻以益气补脾、养血柔肝（为逍遥散合补中益气汤之意）；若患者失眠伴胃脘胀满明显，右脉大，左关弦而有力，为肝郁气滞犯胃，脾气不虚，常合用柴胡疏肝散疏肝理气；若患者呕吐吞酸，嗳气泛恶，不思饮食，为饮食积滞胃肠，常合用越鞠丸和胃解郁。

3. 行气活血以安神

廖某，女，63 岁，2017 年 9 月 29 日初诊。失眠 5 年余，现每夜能睡 3～4h，多梦，右关大左关弦，舌苔腻边有瘀点。辨证属心胸气滞血瘀，兼痰湿内蕴，治拟行气活血、燥湿化痰以安神，方选血府逐瘀汤合二陈汤、半夏秫米汤化裁。处方：柴胡 5g，赤芍 12g，炒枳壳 6g，炙甘草 6g，酒当归 6g，川芎 6g，生地 12g，桃仁 3g，红花 3g，桔梗 6g，川牛膝 10g，丹参 20g，茯苓 20g，姜半夏 10g，陈皮 10g，秫米 20g（包煎）。共 14 剂，水煎服，日一剂。

2017 年 10 月 13 日复诊。睡眠好转，每夜已能入睡 4 ~ 5h，梦亦减少，右关脉大，左关脉弦，苔腻，尖有瘀点，守方出入。上方丹参改 30g，枳壳改 10g。共 14 剂，水煎服，日一剂。

2017 年 11 月 3 日三诊。夜寐已好转，每夜能入睡 5 ~ 6h，梦已少，右关脉大，左关脉弦，苔薄腻，尖有瘀点，守方主之，初诊方去秫米加生米仁 15g、炒米仁 15g。共 14 剂，水煎服，日一剂。以后继以血府逐瘀汤合二陈汤化裁治疗，前后服药 5 个月。2018 年 4 月随访，患者诉睡眠可，每夜能入睡 6 ~ 7h，梦少。

按：本案患者平素工作操劳，思虑太过，致肝郁气滞，气滞日久，则血瘀不行，瘀血阻于胸中，气机升降失常，心神被扰，则夜寐不安，多梦；肝郁犯脾，痰湿内生则苔腻；右脉大为脾气尚盛，左关弦、舌有瘀点为肝气郁滞、瘀血内阻之征象。治当行气活血化瘀，兼以燥湿化痰，方选血府逐瘀汤合二陈汤合半夏秫米汤。血府逐瘀汤出自清代王清任[7]的《医林改错》，原书记载治疗"胸痛、胸不任物，天亮出汗，食自胸后下，心里热，呃逆，夜睡梦多"等一十九症。连教授在临床中常用此方化裁治疗失眠多梦症，特别是对病程长久的失眠患者，常能取得意想不到的效果。该方之妙，在于血药与气药的恰当配伍，升药与降药的有机结合，体现了气行血行、瘀化新生、升降有序的组方思想，为治疗气滞血瘀病证之良方。方中当归、桃仁、红花活血化瘀，为君药。需要指出的是本案患者虽有气滞血瘀，但其瘀血情况并不重，故活血化瘀之桃仁、红花用量均为 3g。赤芍、川芎助君药活血化瘀；生地配当归养血活血，使化瘀而不伤阴血，均为臣药。枳壳、桔梗一升一降，宽胸理气，使气行则血行，桔梗并能载药上行，使药力作用于胸中；柴胡疏肝解郁；牛膝引血下行，以上均为佐药。甘草缓急迫、利血气而调诸药，为使药。合而用之，活血而不耗血，行气而不伤阴，用治血府瘀血，能使血化下行，心神得养，夜寐自安。患者梦多，苔腻，为痰湿内阻，心失所养，故合二陈汤、半夏秫米汤，其中二陈汤燥湿化痰；半夏秫米汤化痰和胃，能引阳入阴，专治因痰湿内盛所致的顽固性失眠。方中半夏交阴阳、燥脾湿、顺脾性，以益脾和中；秫米（临床常用米仁代替）甘温入脾，益中和胃、顾护胃气，遏制半夏毒性。二诊增加丹参剂量以增加养心血之力量；枳壳改为10g，加强疏肝理气之力。三诊肝郁气滞之象减缓，故改枳壳为6g；心血失养情况好转，故将丹参从30g改回20g，用生炒米仁易秫米。本案患者痰湿内蕴较甚，故用二陈汤合半夏秫米汤燥湿化痰，而且方中健脾理气化痰之茯苓、陈皮剂量较大。

连老在运用血府逐瘀汤时，常根据患者气滞、血瘀之轻重，相应地调整理气药、活血药的剂量，如气滞较甚，则枳壳、柴胡等理气药剂量相对较大；如血瘀甚，则桃仁、红花、当归等活血药剂量较大。临床上常加丹参以养血和血安神，加郁金以理气解郁，加茯苓以健脾和胃。若失眠伴胸痹胸痛者，可合用瓜蒌薤白半夏汤以行气祛痰散结；若失眠伴胃脘痛者，可合用丹参饮（丹参、砂仁、檀香）；如失眠伴眩晕或呕恶，舌苔白腻者，常加茯苓、半夏、陈皮（合二陈汤）以燥湿化痰；若失眠，舌苔白腻，无眩晕与胃肠胀满等症状，可加半夏秫米汤以化痰和胃安神；若失眠又伴嗳腐酸味、舌苔腻等兼症者，可加山楂、鸡内金消食和胃安神；若木盛乘土，土虚较甚者，可加党参以增益气健脾之力（即逍遥散合四君子汤之意）。

4. 健脾养心以安神

朱某，女，65岁，2017年12月22日初诊。诉素有慢性胃病史，失眠3年，夜寐不安，多梦，心悸，手足不温，右关脉虚大，左关脉弦，舌苔薄腻。辨证为心脾亏虚，治拟补益心脾，用归脾汤化裁。处方：太子参20g，黄芪25g，炒白术12g，茯苓15g，茯神15g，炙甘草5g，陈皮6g，酒当归15g，龙眼肉15g，炒枣仁20g，制远志5g，木香6g，大枣20g，丹参15g。共14剂，水煎服，日一剂。2018年1月12日二诊。药后睡眠改善，每夜已能睡4～5h，手足冷减轻，但仍多梦，右关脉虚大，左关脉虚弦，舌苔薄白。拟守方主之，上方太子参改25g，加淮小麦30g。共14剂，水煎服，日一剂。以后以二诊方为基础加减，继续治疗3个月。4个月后随访，患者诉睡眠已正常，四肢温，无心悸。

按：《黄帝内经·灵枢·营卫生会》："老者之气血衰……故昼不精，夜不瞑。"指出气血亏虚，心神失养，神不安舍可致失眠。在治疗上，《景岳全书·不寐》："……凡病后及妇人产后不得眠者，此皆气血虚而心脾二脏不足，虽有痰火，亦不宜过于攻，治仍当以补养为君，或佐以清痰降火之药。"[8]指出年老久病之人，多心脾两虚，治疗当以补益心脾、养血安神为大法。本案患者年逾六旬，长期多病，脾胃虚弱，气血生化乏源。血虚，血不养心，神不守舍，故夜寐不安、多梦心悸；气血亏虚，不能温煦四肢，故四肢不温；脾气亏虚故右关虚大，左关脉虚弦为肝血不足之象；舌质淡红为气血两虚之象。治以归脾汤补益心脾，以生气血。归脾汤出自《正体类要》[9]，为治疗思虑过度、劳伤心脾的常用方剂，以心悸怔忡、健忘失眠、面色萎黄，舌淡苔白，脉细弱为辨证要点。方中黄芪、党参补脾益气，龙眼肉补心安神、益脾养血，共为君药；白术助参、芪补脾益气，茯神、枣仁助龙眼肉养心安神，当归滋养营血，与参、芪配伍，补血之力更强，以上并为臣药；远志交通心肾、宁心安神，木香理气健脾，使诸益气养血之品补而不壅，共为佐药；甘草、大枣、生姜和胃健脾，共为使药。诸药合而成方，健脾养心，加丹参助当归养血安神。二诊太子参增至25g，以加强健脾益气之力，加淮小麦（合甘麦大枣汤之意）缓肝之急，兼益心脾。

连老临证常加米仁健脾和胃，以助运化；加丹参以养血活血。若患者失眠伴目糊、目涩，左关脉弦，应是除心脾亏虚外，肝血也不足，以致肝血不能上养目精，可加白芍、生地补养阴血；若患者失眠伴心悸、乏力、畏寒，辨证属气血俱虚且偏于寒者，可改用人参养荣汤治疗；若患者失眠伴食少嗳气，中脘疼痛，右脉缓左关弦，舌苔薄腻，辨证属脾虚不运而致血虚，血虚则不能养心而致不寐，治当用参苓白术散化裁以健脾化湿、和胃理气，而达脾化血生、心神得养之目的；若妇人失眠又时常悲伤欲哭，舌红少苔脉细等，辨证属心脾亏虚发展而致心阴受损，神不守舍，加淮小麦（归脾汤合甘麦大枣汤之意），以益气养血补阴、健脾养血安神。

5. 结语

人的寤寐，由心神控制，而营卫阴阳的正常运行是保证心神调节寤寐的基础。《黄帝内经·灵枢·营卫生会》云："阴阳相贯，如环无端…… 营卫之行，不失其常，故昼精而夜瞑。"只要影响营卫气血阴阳的正常运行，使神不安舍，都会造成失眠。对于失眠的治疗，《内经》提出阴虚不眠用"半夏汤"进行治疗；张仲景提出用黄连阿胶汤治疗阴虚火旺所致的失眠，酸枣仁汤治疗虚劳所致的虚烦"不得眠"。

连教授在临床中治疗失眠，首分虚实。实证多见于痰热上扰，瘀血内阻，或肝气郁结；虚证多见于心脾两虚。痰热上扰者常见苔腻，右关大左关弦，连教授认为是痰热内蕴，上扰心神，但脾胃尚强，治疗应化痰清热以安神，用黄连温胆汤化裁。黄连温胆汤组方独特，药精效专，但临床用之治疗失眠，要注意随症加减。肝气郁结者常见右脉缓，左关脉弦，为肝郁脾虚，连教授认为该类型患者病位在肝，病机偏于血虚，只有养肝血、柔肝木，才能解郁安神，治疗应疏肝健脾以安心神，用逍遥散化裁。瘀血内阻者多为病程已久，舌质紫黯或边有瘀点，治疗应行气活血化瘀以安心神，用血府逐瘀汤化裁。对于该类型患者的治疗，连教授认为血药与气药应恰当配伍，升药与降药宜有机结合，从而达到气行血行，瘀化新生，升降有序的目的。心脾两虚患者多病程长，舌质淡，右关脉虚，治疗应补养心脾、益气养血以安神，用归脾汤化裁。连教授认为该类型患者多病在脾胃，久致心病而失眠，治当补脾以养心、健脾与养心同用，健脾不离补气，养心不离补血，气血充足则脾运而心神安。

总之，连教授精通脉理，重视舌诊，治疗失眠，辨证细致，尤重视两手关脉之表现和舌质、舌苔之变化。立法遣药必紧扣失眠之病机，注重治其本，而少用、慎用单纯镇静安神之药。尤善于以经论为指导，应用历代名方，根据病情复杂性，适当加减化裁，合而成方，熔数方于一炉，浑然一体，左右逢源，疗效显著，其学术观点和临床遣方用药经验值得学习和借鉴。

参考文献

[1] SOLDATOS C R, ALLAERT F A, OHTA T, et al. How do individuals sleep around the world? Results from a singleday survey in ten countries[J].Sleep Med, 2005, 6 (1) : 5-13.

[2] 孙思邈. 备急千金要方 [M]. 北京：人民卫生出版社，1955：217.
SUN Simiao. A Thousand Gold Pieces Emergency Formulary[M].Beijing: People's Health Publishing House, 1955: 217.

[3] 汪切庵. 医方集解 [M]. 上海：上海科学技术出版社，1959：93.
WANG Ren'an. Collection of Prescriptions with Notes[M]. Shanghai: Shanghai Scientific and Technical Publishers, 1959: 93.

[4] 陈无择. 三因极一病证方论 [M]. 北京：人民卫生出版社，1957：135.
CHEN Wuze. Treatise on Three Categories of Pathogenic Factors[M].Beijing: People's Health Publishing House, 1957: 135.

[5] 连建伟. 连建伟中医传薪录 [M]. 北京：北京科学出版社，2016：222.
LIAN Jianwei. LIAN Jianwei's Chinese Medicine Inheritance Records[M].Beijing: Beijing Science Publishing House, 2016: 222.

[6] 太平惠民和剂局. 太平惠民和剂局方 [M]. 北京：人民卫生出版社，1985：308.
Taiping Huimin Food and Beverage Bureau. Prescriptions of Huimin Food and Beverage Bureau[M].Beijing: People's Health Publishing House, 1985: 308.

[7] 王清任. 医林改错 [M]. 上海：上海科学技术出版社，1966：19.
WANG Qingren. Corrections on the Errors of Medical Works[M].Shanghai: Shanghai Scientific and Technical Pub- lishers, 1966: 19.

[8] 张介宾. 景岳全书 [M]. 北京：人民卫生出版社，1991：405.
ZHANG Jiebin. Jingyue's Complete Works[M].Beijing: People's Health Publishing House, 1991: 405.

[9] 薛己. 正体类要 [M]. 上海：上海科学技术出版社，1959：37.
XUE Ji. Classification and Treatment of Traumatic Diseases[M].Shanghai: Shanghai Scientific and Technical Publishers, 1959: 37.

（潘善余、徐浩娟、连建伟 2020 年 12 月发表于《浙江中医药大学学报》）

潘善余治疗慢性咳嗽经验举隅

慢性咳嗽病因繁多，临床上常根据胸片检查有无异常分为两类，一类是胸片检查有明确病变者，如肺部感染、肺部肿瘤等；另一类以咳嗽、咳痰为主要症状，甚至是唯一症状，且病程超过 8 周，胸片无明显异常，其发病人数约占呼吸科门诊患者人数的 20%~30%[1]。本文所指的慢性咳嗽为后一类咳嗽，属中医学"久咳""顽咳"等范畴[2]。潘善余主任中医师从事中医临床近 40 年，是全国基层名老中医专家传承工作室指导老师。潘师善于学习，勤于思考，尤其喜欢探索名老中医专家治疗肺系疾病的经验，曾侍诊肺病专家徐志瑛教授一年余，耳濡目染，受益颇多，从而对肺系疾病的诊治积累了较丰富的经验。对于慢性咳嗽的治疗，潘师常在辨病论治的基础上，重视清热、治痰、补虚法的应用，取得了较好的临床疗效。现将其治疗慢性咳嗽的经验介绍如下，以飨同道。

1. 辨病论治

潘师认为，现代医学将疾病按病因进行分类，较好地体现了疾病的不同发病机制和特异的临床表现。因此在慢性咳嗽的诊疗中，可以结合现代医学的知识，进行辨病论治，注意辨别各种咳嗽的特征及其伴随症状，会收到较好的效果。临证时，潘师常将慢性咳嗽分为下述四种情况进行辨病论治。

1.1 鼻后滴漏综合征 由变应性鼻炎、常年性非变应性鼻炎、血管舒缩性鼻炎、感染性鼻炎、鼻窦炎等基础疾病引起。特征为持续性或发作性咳嗽，以白天为主，夜间较少，伴咽痒不适、咽喉部滴流感、口咽部黏液附着感，以致频繁清嗓，可有鼻塞、流涕、鼻痒等伴随症状，常因讲话诱发咳嗽。依据患者的临床特征，该病可归属中医的"鼻渊""鼻鼽""鼻窒"等辨证论治。因为咳嗽是由于鼻部疾病引起的分泌物倒流刺激咽喉所致，故临床上潘师常用祛风化痰、通窍利咽法治疗，以求治病求本，药选鹅不食草、苍耳子、辛夷、白芷等。

1.2 咳嗽变异性哮喘、嗜酸性粒细胞性支气管炎、变应性咳嗽 三者均以刺激性干咳为主要临床表现，夜间咳嗽比较剧烈，白天咳嗽较少。患者对冷空气、油烟、灰尘等比较敏感，这些常成为咳嗽的诱发或加重因素。三者常相兼为病，所以常合并辨治。刘完素[3]谓："咳谓无痰而有声，肺气伤而不清也。"《丹溪心法·咳嗽十六》云："干咳嗽，难治，此系火郁之证，乃痰郁其中，邪在其中。"[4]潘师认为，上述三种疾病均为外邪郁肺，郁而化热，痰热相搏而致，常重用鱼腥草、野荞麦根、炒黄芩、桑白皮、老鹳草、佛耳草、蚤休、肺形草、薏苡仁等清热肃肺；同时选用苍耳子、辛夷、白芷、地肤子、白鲜皮、浮萍、紫草等祛风利咽通窍。对伴有阵发性痉咳、胸闷的患者，常合苏梗、苏木、白芍、川芎等解痉平喘；对于咽痛不适者，常用人中白、射干、马勃、冬凌草等甘寒凉润之品消肿止痛；对痰滞咽喉明显，咳痰不爽者，常用海蛤壳、浮海石、寒水石等豁痰止咳。

1.3 慢性咽喉炎 其特征是咽喉不适，有微痛、干痒、灼热感，常单声咳嗽，痰少，遇外感时咳嗽加重，或有声音嘶哑。潘师常选用沙参、玄参、麦冬、人中白、胖大海、木蝴蝶、僵蚕、蝉衣、藏青果、冬凌草等清肺润燥、消肿利咽以止咳。

1.4 胃反流性食管炎 常表现为咳嗽痰少，夜间平卧时加重，伴胸闷脘胀、嗳气反酸、口苦。潘师常选青黛、海蛤壳、黄连、吴茱萸、浙贝母、瓦楞子、海螵蛸等清肝泻火降逆。若咳嗽阵发，咳而面赤，伴胸胁胀痛者，可加钩藤等平肝息风；若有胆囊慢性炎症等疾病而致的胆汁反流现象，可加蒲公英、金钱草等清热利胆降逆。

2. 辨证论治

2.1 治咳不忘清热 潘师反复研读了临床各家对咳嗽病因的论述，结合自身的临床实践，接受了"嗽分六气，无拘以寒"及"痰因热成"的学术观点[5]。对于外感咳嗽，"风、寒、暑、湿、燥、火"六淫中，"风、暑、燥、火"四者皆属于阳邪或热邪，只有"寒、湿"之邪属于阴邪，但在南方湿热气候的条件下，也易从阳化热。对于内伤咳嗽，不论是肺阴亏耗，失于滋润而生燥热所致的咳嗽；还是肝郁化火，气火逆乘于肺，炼津为痰所致的咳嗽，均属热；脾失健运、痰浊内生所致的咳嗽，在南方也易蕴而化热。因此，潘师临证常采用清热解毒的方法治疗痰热咳嗽，药物多选野荞麦、鱼腥草、黄芩、云雾草、老鹳草、肺形草等。

2.2 **治咳不忘治痰** 痰是脏腑病理变化的产物，又是引起各种疾病的一个重要因素。清者为湿，薄者为饮，稠者为痰，三者同出一源[2]。潘师认为，人体在外感或内伤等致病因素作用下，肺脾肾三脏气化功能失调，或三焦水道失于通调，水谷精气可聚而为饮，炼而为痰。痰又能作用于人体，引起广泛的病理变化，导致多种症状。临床不论外感咳嗽或内伤咳嗽，均可见痰饮滞肺、肺气不利而致咳嗽的现象，如《医门法律·咳嗽门》曰："盖咳嗽必因之痰饮，而五饮之中，独膈上支饮最为咳嗽根底。"[6]因此，在慢性咳嗽的治疗中，潘师十分重视对痰的治疗，其治痰的方法又有下列两个特点。

2.2.1 **治痰不忘行气** 痰是由津液失其正常的运行敷布，积聚于体内而成的，所以欲治痰者，必先行其气，气行则津自布，痰自消。《丹溪心法·痰十三》曾曰："善治痰者，不治痰而治气，气顺而一身之痰自消。"[4] 87 虞抟[7]在《医学正传·咳嗽》中云："……夫欲治咳嗽者，当以治痰为先。治痰者，必以顺气为主。是以南星、半夏胜其痰，而咳嗽自愈；枳壳、橘红利其气，而痰自降。"潘师认为，咳嗽治痰当以宣肺理气为先，常选桔梗、陈皮、苏梗、枳壳等药。

2.2.2 **治痰不忘祛痰豁痰排痰** 痰既是病理产物，又是致病因素，因此祛痰豁痰排痰是治疗慢性咳嗽的重要方法之一。潘师在临床中，对于痰黄质稠难咯，或发热不退的患者，重用宣肺祛痰豁痰药，如桔梗、天竺黄、皂角刺、桑白皮、浮海石、蛤壳、寒水石等，使痰从气道而出，特别是桔梗，常用至10~15g。对于痰热壅肺，郁热积于大肠而致痰黄如脓腥臭，伴有腹胀、大便秘结者，轻者用千金苇茎汤宣肺润肠通腑，重者合小承气汤泻热通腑，使痰热从大便而出。对于小便不利、咽痛不适，伴舌尖红的患者，善于用薏苡仁、淡竹叶、车前子、浮萍之类提壶揭盖，通调水道，使邪热从小便而出，痰饮无从以生。

2.3 **治咳常合补虚** 《杂病源流犀烛》云："盖肺不伤不咳，脾不伤不久咳，肾不伤火不炽，咳不甚其大较也。"[8] 临床常见咳嗽日久，肺脾肾三脏功能受损，以致正气渐伤，余邪留恋不去。因此，当咳嗽反复发作，持久不愈时，潘师常重视辨别邪正虚实，做到祛邪与益肺、健脾、补肾纳气相结合。

2.3.1 **肺肾气虚** 久咳伤肺，肺气亏虚；肺气久虚，伤及肾气，致肾精气不足，出现肺肾气虚。临床上表现为咳嗽气促，声低气怯，或畏风自汗，或反复感冒，舌淡苔白，脉细弱。治当在清热宣肺、祛风化痰的基础上加用玉屏风散，痰浊未去尽时，可用人参叶、太子参或党参代替黄芪；舌尖红有阴虚表现者，可先用黄精，再逐渐改用黄芪；舌苔腻者，可去白术加苍术，白术、苍术均能燥湿健脾，但苍术燥湿作用更强；若有畏寒、肩背拘急等症状，可加用桂枝汤调和营卫；若年老之人，有咳而气促，动辄加剧等症状，可选菟丝子、补骨脂、巴戟天、淫羊藿等温肾纳气。

2.3.2 **肺肾阴虚** 咳嗽日久，邪热灼津耗液，致肺失滋润，肺阴亏虚；肺虚日久，不能为肾输布津液，则肺肾阴虚。临床上表现为咳嗽痰少，质黏难咯，口燥咽干，或声音嘶哑，五心烦热，舌红少苔，脉细数，治当润肺补肾。在临床实践中，常遇到有肺肾阴虚表现的患者，其痰黏稠，难以咳出，纤维支气管镜检查可发现气道中痰黏稠而干。据此，潘师主张在治疗肺系疾病时，需时刻注意肺肾阴虚症状的出现，及时使用养阴之品，如北沙参、麦冬、五味子、芦根、鲜石斛、天花粉、百合、玉竹、黄精、枸杞子等药，特别是五味子，性酸而甘，酸能敛肺气，甘能滋肾阴。

2.3.3 **脾肺气虚** 若咳嗽日久，肺气不足，气不布津，影响于脾，使脾气也虚；脾失健运，生化不足，肺失所养，可致肺气亏虚。脾肺气虚，则久咳乏力，咳声重浊，痰多色白，多伴面色无华，汗出气短，乏力纳呆，舌体胖大，舌质淡，苔白而润，脉细弱。治当健脾补肺、理气化痰，药用党参、白术、茯苓、薏苡仁、半夏、陈皮、炒莱菔子等。若出现痰黄质稠现象，为痰湿化热，须加鱼腥草、薏苡仁、炒黄芩、桑白皮等清热化痰。

3. 病案举隅

患者，男，69岁，因"反复咳嗽8年，加重5月"于2021年10月22日初诊。患者反复发作刺激性咳嗽，夜间明显，痰少，质稠难咳，咽痒，遇刺激性气味加重，伴有阵发性痉咳和胸闷，舌质红，苔薄白，脉细弦。肺部计算机断层扫描（computer tomography，CT）示：两肺纹理增多。肺功能检查示：支气管激发试验阳性。西医诊断：咳嗽变异性哮喘；中医诊断：咳嗽，证属风邪缠喉、痰热郁肺证。患者宿咳已久，必有伏痰，外感风热之邪缠绕咽喉，引动伏痰，故咽痒咳嗽，痰少难咳，治以清热宣肺化痰、祛风利咽通窍。拟方：野荞麦30g，炒黄芩20g，薏苡仁30g，桑白皮12g，桔梗10g，浙贝母15g，地肤子20g（包煎），浮萍12g，青黛10g（包煎），蛤壳12g，射干9g，苏木10g，苏梗10g，川芎15g，炒白芍15g。共7剂，水煎，分两次温服。

2021年10月29日二诊。诉咳嗽明显减轻，稍有咽痒，痰质转稀，易于咳出。药后风邪逐减，但痰热日久，恐伤阴耗液，故原方加芦根30g，以清热生津。再予7剂，水煎，分两次温服。

2021年11月5日三诊。诉药后咳嗽已减大半，咽不痒，考虑久咳伤肺，肺气不足，以原方加入太子参20g、炒白术10g、防风6g，以益气补肺。服用1个月后咳嗽完全停止，临床治愈。

按：患者素体禀赋异常，加之外邪反复侵袭，肺气卫外功能失常，致肺气亏虚，风热痰互结于咽喉，致咳嗽难消，治疗先予清肺化痰、祛风利咽，药用野荞麦、黄芩、薏苡仁、浙贝母、桔梗、桑白皮、黛蛤散等清热化痰，地肤子、浮萍等祛风止痒利咽，射干消痰利咽，苏木、苏梗、川芎、白芍等解痉平喘。二诊用芦根以养阴生津，使痰液变稀易排出。三诊咳嗽已缓解，用玉屏风散（太子参代黄芪）益气固卫，防止外感诱发咳嗽反复发作。

4. 结语

慢性咳嗽临床发病率高，治疗相对困难。潘师治疗慢性咳嗽，常辨病与辨证相结合，既体现了病因治疗的经验，也遵循了辨证施治的原则，临床疗效显著。临证常根据各种慢性咳嗽的特征和伴随症状特点，辨病论治；同时对各种慢性咳嗽的病因病机有较深的研究，临床重视清热、治痰、补虚法的应用。但鉴于慢性咳嗽病因较多，涉及的疾病较广，本文介绍的内容仅仅是潘师治疗胸片检查无明显异常的慢性咳嗽的经验。对某些复杂性疾病引起的慢性咳嗽的治疗，还有待于今后进一步探索和完善。

参考文献

[1]BERTOLACCINI L，ALEMANNO L，ROCCO G，et al. Air pollution, weather variations and primary spontaneous pneumothorax[J]. J Thorac Dis, 2010, 2(1): 9-15.

[2] 余虎，李爱玲，周岳君，等. 姚真敏治疗慢性咳嗽特色探究 [J]. 浙江中医药大学学报，2019，43（10）：1195-1198.

[3] 刘完素. 素问病机气宜保命集 [M]. 刘阳，校注. 北京：中国医药科技出版社，2012：82.

[4] 朱震亨. 丹溪心法 [M]. 北京：人民卫生出版社，2017.

[5] 王坤根. 杨继荪临证用药经验举隅 [J]. 中国医药学报，2004，19（5）：294-295.

[6] 喻嘉言. 医门法律 [M]. 丁侃，校注. 北京：中国医药科技出版社，2011：204.

[7] 虞抟. 医学正传 [M]. 张丽君，丁侃，校注. 北京：中国医药科技出版社，2011：64.

[8] 沈金鳌. 杂病源流犀烛 [M]. 田思胜，主编. 北京：人民卫生出版社，2006：34.

（徐浩娟、刘军芳、吕良贞、潘善余于 2022 年 7 月发表于《浙江中医药大学学报》，潘善余为通讯作者）

医案汇编 ●

一、肺系病证

（一）鼻鼽案

鼻鼽案 1（过敏性鼻炎）

陈某某，女，42 岁。2021 年 12 月 9 日初诊：时有鼻塞、流涕，涕如雨下 20 年，伴前额疼痛，曾在江山、杭州多地治疗。2021 年 6 月 22 日，江山市中医院五官科诊断为变应性鼻炎，用盐酸奥洛他定，每次 5mg，一日 2 次口服，丙酸氟替卡松鼻喷雾剂，每日一次，外喷鼻腔，不效。刻诊：鼻塞，流清涕，头痛，时有耳鸣，胃纳可，大便溏烂，日行 1 次，舌淡红苔薄白，脉细。证属肺气亏虚，邪滞鼻窍。治拟益气固表，祛风通窍。

处方：桂枝 10g，炒白芍 15g，甘草 5g，生姜 10g，大枣 15g，黄芪 30g，麸炒白术 10g，防风 5g，北柴胡 5g，制香附 10g，川芎 20g，白芷 12g，麻黄 10g，辛夷 10g，炒苍耳子 12g，地肤子 20g（包煎），浮萍 12g。6 剂，水煎，日一剂两煎，分服。

12 月 16 日二诊：近日外感，现鼻塞，流脓涕，咽痒咽痛，咳嗽，舌质偏红苔薄黄，脉数。证属风热外邪，缠绕于咽喉、鼻窍。治以清热宣肺，祛风通窍。

处方：野荞麦根 30g，炒黄芩 15g，薏苡仁 30g，桑白皮 12g，桔梗 10g，浙贝母 12g，辛夷 10g，炒苍耳子 12g，白芷 10g，鱼脑石 12g，猫人参 30g，大青叶 30g，地肤子 30g（包煎），浮萍 12g。6 剂，水煎，日一剂两煎，分服。

12 月 23 日三诊：咽痒咽痛已除，仍鼻塞流涕，涕质稠，时有耳鸣，舌淡红苔薄白，脉细。改用祛风通窍法。

处方：桂枝 10g，炒白芍 15g，甘草 5g，生姜 10g，大枣 15g，黄芪 30g，麸炒白术 10g，防风 6g，辛夷 10g，炒苍耳子 10g，白芷 10g，猫人参 12g，鱼脑石 12g，麻黄 5g。6 剂，水煎，日一剂两煎，分服。

12月31日四诊：鼻塞流涕明显减轻，前额不痛，耳鸣仍然，舌淡红苔薄白，脉细。上方继进 14 剂，水煎，日一剂两煎，分服。

1月后随访，仍耳鸣，但鼻塞流涕已除，无头痛。

按：本案患者，由于肺气亏虚，卫表不固，腠理疏松，风寒乘虚而入，犯及鼻窍，邪正相搏，肺气不得宣通，津液停聚，鼻窍壅塞，故鼻腔流清涕；邪滞鼻窍深部故前额疼痛；邪滞头面可致局部气滞血瘀，故耳鸣；舌淡红苔薄白，脉细为肺气亏虚之症。治疗用玉屏风散益气固表，桂枝汤解肌发表，调和营卫。加辛夷、苍耳子、白芷祛风通窍。麻黄辛散温通鼻窍。柴胡升阳达郁；川芎引气调血；香附开郁散滞。三药配伍，以行气、活血，条达郁滞治耳鸣。这是国医大师何任教授的经验。

二诊因外感风热之邪，出现咽痛咳嗽，故改用清热宣肺，祛风通窍法。

三诊耳鸣仍然，涕质稠。风邪郁久化热，故在初诊方基础上加猫人参、鱼脑石，以清热解毒。耳鸣日久，恐短时难以有效，故去柴胡、香附、川芎，留玉屏风散合桂枝汤益气固表，祛风通窍。

鼻鼽案 2（过敏性鼻炎）

徐某某，女，44 岁。2020 年 2 月 13 日初诊：鼻塞流涕，失眠 2 年。刻诊：鼻塞流清涕，冬春两季多作，伴失眠，自汗出，胃纳可，大便调，舌淡红薄白，脉细。证属卫气亏虚，营卫失和，兼心神不宁。治拟调和营卫，镇惊安神。

处方：桂枝 10g，炒白芍 12g，甘草 5g，生姜 10g，大枣 15g，辛夷 10g，白芷 5g，炒苍耳子 10g，牡蛎 30g（先煎），龙骨 30g（先煎），夜交藤 30g，龙齿 15g（先煎）。6 剂，水煎，日一剂两煎，分服。

2月19日二诊：药后睡眠改善，仍鼻塞、鼻痒、流涕，汗出，舌脉同前。

上方加浮小麦30g。再进7剂，水煎，日一剂两煎，分服。

3月5日三诊：鼻塞流涕明显减少，睡眠质量改善，舌脉同前。二诊方再进7剂，水煎，日一剂两煎，分服。

3月25日陪其朋友来院就诊，诉过敏性鼻炎服药20余剂，目前无鼻塞流涕，自汗止，睡眠可。

按：过敏性鼻炎，也叫变态性鼻炎，中医属"鼻鼽"范畴。多为肺气亏虚，卫表不固所致，治疗以温补肺气，祛散风寒为主。

本案患者因卫气亏虚，卫表不固，风寒乘虚而入，内伤于肺，邪正相争，故鼻痒喷嚏；肺失清肃，气不摄津，津液外溢，则清涕自流不止，鼻窍堵塞不通；卫气亏虚，营卫不和则自汗出；营卫失调，也可导致心神不宁而失眠；舌淡红苔薄白，脉细为营卫不和之征。用桂枝加龙骨牡蛎汤化裁。其中桂枝通阳散寒，白芍酸敛和阴，配桂枝调和营卫；生姜辛温，助桂枝辛散表邪；大枣、甘草益气补中，姜枣配伍，是补脾和胃，调和营卫的常用组合。甘草合桂枝，辛甘化阳以实卫，合芍药酸甘化阴以和营。辛夷、白芷、苍耳子散风寒，通鼻窍；浮小麦益气敛汗；龙骨、龙齿，牡蛎，夜交藤镇惊宁心安神。

附录：当代名老中医及专家治疗过敏性鼻炎经验

一、宋康教授[1]治疗过敏性鼻炎分从风论治与从肾论治

从风论治：主要祛风药有麻黄、荆芥、防风、辛夷、苍耳子、蝉衣、白鲜皮、桑叶等。

从肾治疗：主要药物有补骨脂、菟丝子、熟地、萸肉、黄精、仙茅、仙灵脾、人参、黄芪、炒白术、炒扁豆、山药等。

二、何迎春[2]治疗鼻炎（过敏性）分下列三型

1. 脾肺之虚，温补脾肺；

2. 肺寒不温，温肺散寒；

3. 脾肾阳虚，温补脾肾。

参考文献

[1] 石亚杰.宋康辨治过敏性鼻炎经验[J].浙江中西医结合杂志,2014,24(12):1039.

[2] 楼珊珊、何迎春.何迎春自拟鼻炎方治疗过敏性鼻炎验案举例[J].浙江中医药大学学报,2019,43(1):69-70.

（二）鼻后滴漏综合征案

鼻后滴漏综合征案 1

王某某，男，67 岁。2019 年 4 月 4 日初诊：夜间口干、口粘 2 年余。有糖尿病史 5 年，自服降糖药控制血糖。刻诊：夜间口干、口粘，时有鼻塞、流涕，咽中痰滞，晨起明显，或有反酸，舌质偏红苔薄而腻，脉弦大。证属：肝气犯胃，湿热内阻，又风热浊邪阻于鼻窍。治拟疏肝和胃，清热化湿。

处方：蒲公英 30g，浙贝母 15g，海螵蛸 30g，佛手 10g，黄连 3g，吴茱萸 2g，梅花 5g，北柴胡 5g，衢枳壳 15g，赤芍 15g，甘草 5g，制香附 10g，郁金 12g，小青皮 5g，陈皮 5g，川芎 5g，辛夷 10g，炒苍耳子 12g，鹅不食草 5g。6 剂，水煎，日一剂两煎，分服。

4 月 15 日二诊：药后口干、口粘明显缓解，仍鼻塞流脓涕。上方加猫人参 30g，鱼脑石 15g。再进 14 剂，水煎，日一剂两煎，分服。

5 月 9 日三诊：夜间口干，口粘减，鼻塞减轻，流涕减少，舌淡红，腻苔逐化，脉大而弦。上方去小青皮、陈皮、川芎，加冬凌草 15g。再进 7 剂，水煎，日一剂两煎，分服。

5 月 23 日四诊：口干、口粘基本停止。仍鼻塞流涕，咽中有痰，舌淡红苔薄白，脉缓，处方：

蒲公英 30g，浙贝母 15g，海螵蛸 30g，佛手 10g，黄连 3g，吴茱萸 2g，梅花 5g，辛夷 10g，炒苍耳子 12g，鹅不食草 5g，猫人参 30g，鱼脑石 15g，冬凌草 15g，地肤子 20g（包煎），浮萍 12g，薏苡仁 30g。7 剂，水煎，日一剂两煎，分服。

5 月 28 日五诊：无口干，口粘，稍有鼻塞，咽中有痰，舌淡红苔薄白，脉细，上方加白芷 10g、煅人中白 15g。再进 7 剂，水煎，日一剂两煎，分服。

按：本案病例虽有消渴（糖尿病），但血糖稳定。主症口干，口粘与糖尿病无关。细分析，病人常常鼻塞流脓涕，晨起咽中有痰，应有慢性鼻炎，鼻漏滴后综合征。慢性鼻炎，夜间鼻塞，张口呼吸，水分蒸发，可致口干、口粘。病人时有反酸，平卧反酸明显，故也可加重夜间口干症状。从中医角度分析，病人为企业负责人，压力大，常郁思不解，致肝气犯胃，浊气上逆，故反酸。湿热浊邪，阻于鼻窍，肺气不宣；湿热中阻，清阳不升，均可致津液气化障碍，不能上承于口，出现口干、口粘症状。湿热浊邪，阻于鼻窍，肺气不宣，也可致鼻塞流涕。夜间浊涕漏于咽部，故晨起咽中有痰。舌质偏红为有热，苔腻为湿，脉弦大主肝气犯胃。治疗应疏肝理气和胃，清热化湿，祛风通窍。用柴胡疏肝散疏肝和胃，加香附、郁金、青皮、陈皮，以增理气和胃之功；用自拟的"胃痛舒"（胃痛舒有黄连、吴茱萸、佛手、梅花、浙贝、海螵蛸、蒲公英七药组成）清热化湿，制酸降逆；用辛夷、炒苍耳子、鹅不食草，祛风通窍。其中鹅不食草一味，辛温，祛风通窍作用强，治鼻炎效果好，但口味差，量大难以服用，本人一般每剂用 3~5g。

二诊加猫人参、鱼脑石二药。此二药能清热解毒，对慢性鼻炎、流脓涕患者，治疗效果较好。

三诊后病人口干、口粘已明显缓解，反酸停止，肝气犯胃情况减轻，故去青皮、陈皮、川芎，加冬凌草，进一步加强清热解毒消肿的作用。

四诊开始，脉已不弦，去柴胡疏肝散，加地肤子、浮萍，祛风消肿通窍，米仁健脾清热化湿。

五诊加白芷祛风通窍，人中白清热消肿。

日常中医门诊，常有口干不解的病人就诊。对口干病人，要详析原因。因阴虚津液不足，不能上承于口者，可治以养阴生津止渴；因湿热内阻，津液气化障碍，不能上承于口的病人，要以清热化湿为主；对有慢性鼻炎的病人，应清热化湿，祛风通窍为法。

鼻后滴漏综合征案 2

章某某，女，71 岁。2020 年 3 月 30 日初诊：夜间口干 3 年，伴咽中有痰，时有鼻塞，刻诊：夜间口干，时有鼻塞，流浊涕，晨起咽中有痰，舌淡红苔腻，脉濡数。证属脾虚湿热内阻，浊邪滞留鼻窍，治拟清热化湿，利咽通窍。

处方：猫人参 30g、鱼脑石 15g、辛夷 12g、炒苍耳子 12g、白芷 5g、浮萍 12g、煅人中白 15g、地肤子 20g（包煎）、佛手 12g、梅花 5g、浙贝母 15g、海螵蛸 10g、蒲公英 30g、黄连 3g、吴茱萸 2g。7 剂，水煎，日一剂两煎，分服。

4 月 8 日二诊：诉药后夜间口干缓解，鼻塞减轻，腻苔逐化，但仍流黄浊涕，晨起咽中有痰，质稠，改用清气降火，利咽通窍法。

处方：猫人参 30g、鱼脑石 15g、辛夷 12g、炒苍耳子 12g、白芷 5g、浮萍 12g、煅人中白 15g、地肤子 20g（包煎）、浙贝母 15g、野荞麦根 30g、炒黄芩 15g、薏苡仁 30g、桑白皮 10g、桔梗 10g、南沙参 15g、浮海石 12g。7 剂，水煎，日一剂两煎，分服。

10 天后来院，诉药后夜间口干缓解，鼻不塞，咽喉部清爽。

按：本案患者为湿热内盛之体，升清降浊功能失职。清气不升，浊阴滞留鼻窍，致鼻塞，流脓涕；昼为阳，夜为阴，夜间清阳不升，无以上蒸腾津液上润口腔，故夜间口干明显；夜间浊涕下流咽部，故晨起咽中痰滞；舌脉为湿热内阻之象。用自拟的"胃痛舒"，理气清热化湿，用辛夷、苍耳子、白芷、鹅不食草，升清阳，化湿浊，通鼻窍；猫人参清热解毒，消肿治疗，与鱼脑石合用，治疗鼻炎效果好；用浮萍，地肤子，人中白，利咽通窍消肿。全方合用使清阳得升，浊阴得降，人体之津液能正常上润口腔，故夜间口干得以缓解。

二诊时腻苔逐化，湿浊减轻，以肺热为主，改用野荞麦、炒黄芩，米仁、桑白皮、桔梗、浙贝，清气降火。同时合用通窍利咽消肿药，使肺热得清，鼻窍得通，咽喉得利，津气得以上润诸窍，故口干得以缓解。

（三）感冒案

徐某某，男，65 岁。2019 年 10 月 22 日初诊：发热、咽痛、咳嗽 3 天。刻诊：发热、咽痛，咳嗽，痰少质稠，鼻塞流脓涕，舌质偏红苔薄黄，脉数。检：咽充血明显，二肺呼吸音清，未及罗音。化验血白细胞数：16.7 X10$^{\wedge 9}$/L，中性粒细胞：81.7%，淋巴细胞：12.9%，超敏 C 反应蛋白：37.23 ↑ mq/L。中医诊断感冒，证属风热犯肺。治当宣肺清热，通窍利咽。

处方：六神曲 20g，大青叶 15g，青蒿 30g，野荞麦根 30g，炒黄芩 20g，薏苡仁 30g，桑白皮 12g，浙贝母 15g，桔梗 10g，射干 9g，马勃 8g（包煎），浮萍 12g，地肤子 15g（包煎），煅人中白 15g，炒苍耳子 12g，辛夷 10g。6 剂，水煎，日一剂两煎，分服。

10 月 31 日复诊：发热退，咽痛咳嗽消失，无鼻塞流涕，复检血常规正常。

按：外感风热，卫气被郁，开合失司，则发热。风热之邪内犯，肺先受之，鼻咽为肺之关窍，常为肺脏代受病邪，故咽痛、鼻塞、流涕、咳嗽。邪热蕴肺，故舌质偏红苔薄黄，脉数。本案病例疗程虽然只有 3 天，已有邪热蕴肺之象，治疗拟解表透热与宣肺清热同用。方中金荞麦、炒黄芩，清肺热；桑白皮、浙贝母、生米仁、桔梗，宣肺化痰；地肤子、浮萍、人中白，祛风利咽；炒苍耳子，辛夷，宣肺通窍；射干、马勃，利咽消肿；大青叶、青蒿，解毒退热。大青叶性寒凉，善解瘟疫时邪，用于感冒发热，效果好。青蒿芳香而散，善治感冒初起发热。神曲一药由鲜青蒿、鲜苍耳、鲜辣蓼经加工发酵而成，善治饮食积滞症，临床用于外感，有解表透热作用。本人临床治外感发热，常将大青叶、青蒿、神曲合用，疗效不错。

（四）咳嗽案

咳嗽案 1

周某某，女，80岁。2019年12月25日初诊：因受凉致咳嗽、鼻塞，流涕10天。刻诊：咽痒咳嗽，痰质稠色白难咯，夹有血丝，伴鼻塞，流浓涕，无胸闷气急，无畏寒发热，舌质红苔薄，脉弦滑。证属痰热蕴肺，治拟清热化痰，宣肺止咳。

处方：野荞麦根30g，炒黄芩20g，薏苡仁30g，桑白皮12g，桔梗10g，浙贝母20g，寒水石15g，浮海石15g，侧柏叶10g，射干9g，辛夷10g，炒苍耳子10g，煅人中白15g，浮萍12g，地肤子12g（包煎）。7剂，水煎，日一剂两煎，分服。

2020年1月1日二诊：咳嗽明显减少，痰易咯，涕脓浊，舌脉同前。上方去寒水石，加猫人参30g。再进7剂，水煎，日一剂两煎，分服。

1月8日，陪其丈夫来院就诊，诉咳嗽已停止，鼻不塞，无流涕。

按：本案患者因外感风寒，肺失宣肃，肺气上逆，致咳嗽。病已10天，风寒入里化热，故痰色白质稠难咯；痰热灼伤血络，故痰中夹有血丝；外感风寒，肺气不宣，故鼻塞；寒邪化热，邪热蒸津则涕浓浊；外邪已入里，故无畏寒；舌质红苔薄，脉弦滑为痰热蕴肺之象。治疗以清热化痰为主，宣肺止咳为辅。方中野荞麦根，炒黄芩，薏苡仁，浙贝，清热化痰；寒水石，浮海石，祛痰豁痰；地肤子，浮萍，人中白，祛风止痒利咽；苍耳子、辛夷，通鼻窍，解除鼻腔炎症、水肿；侧柏叶清热凉血止血；射干配野荞麦根，宣肺止咳清热利咽；桑白皮、桔梗，宣肺止咳。二诊痰浊渐化，咳嗽已减，去寒水石，加猫人参清热解毒，进一步清除鼻咽部炎症与水肿。

咳嗽案 2

傅某某，男，江山籍，在四川办公司，58岁。2019年6月24日初诊：患者因外感致咳嗽40天，经治疗，其他外感症状已去，但咽痒干咳持续不愈，昨日从四川回江求诊。刻诊：咽痒干咳，咯痰不爽，睡眠不佳，舌淡红苔薄腻，脉弦。证属风热之邪外犯，缠于咽喉。治拟宣利肺气，化痰止咳。

处方：蜜麻黄 5g，苦杏仁 10g，牛蒡子 10g，桑叶 10g，前胡 10g，瓜蒌皮 10g，百部 10g，青黛 10g（包煎），桔梗 10g，甘草 5g，地肤子 20g（包煎），浮萍 12g，煅人中白 15g，蛤壳 15g，夜交藤 30g，陈皮 5g，姜半夏 10g。7 剂，水煎，日一剂两煎，分服。

2021 年 6 月 7 日患者因咽痒干咳又作，专门从四川回江山来院就诊。诉前年 6 月份 40 多天的咳嗽，服药 3 剂后，咳嗽即基本停止，7 剂后痊愈。

按：本案病例为外感风热之邪，风邪犯肺，肺失清肃。经治疗，表邪未尽，仍缠于咽喉，而致咽痒干咳。舌脉为风热之邪缠于咽喉之象。其治疗应宣肺降气并用，方用止嗽散化裁。方中麻黄宣肺而止咳，桔梗宣肺祛痰，杏仁、百部，降气止咳，前胡降气化痰，上五药一宣一降，以复肺气之宣降。用牛蒡子、桑叶，疏散风热，宣肺利咽；瓜蒌皮清热化痰；黛蛤散清肝肺之火；地肤子、浮萍、人中白，祛风止痒利咽；陈皮、姜半夏，化痰；夜交藤养心安神。

本人体会，对这种余邪未尽，又咳嗽日久的病例，要宣肺、降气同用，宣肺以祛余邪，降气以止咳嗽。病程迁延日久，以邪入里化热为多，一般以清肺热为主。黛蛤散用于咽痒干咳效果显著，不单单限于肝火犯肺型（西医的反流性食管炎而致的慢性咽炎）咳嗽，其他类型的咽痒不适而诱发的咳嗽都可应用。咽痒者，都是风邪客于咽喉所致。临床可用地肤子、浮萍、白鲜皮、蛇床子等植物类祛风止痒药，疗效好，价格便宜。用蝉衣、僵蚕、蜈蚣等动物类祛风药，价格较贵，有些患者还会出现过敏症状，临床当注意区别使用。

咳嗽案 3

祝某某，男性，65 岁。2012 年 9 月 25 日初诊：因时发咳嗽、气急 20 年就诊。20 年前开始出现咳嗽、咯痰。5 年前诊断为慢性支气管炎，肺气肿，肺源性心脏病。近年来，诸症逐渐加重。刻诊：喘促日久，呼多吸少，动则喘息更甚，咳嗽、痰色白，质粘，口唇、指甲青紫，舌下系带瘀紫明显，舌红苔薄黄，脉细弱。此为喘证，属痰热郁肺于上，肾精亏损于下。治拟清热化痰，滋阴纳气，佐以活血化瘀。

处方：炒黄芩20g，炙麻黄8g，苦杏仁10g，生甘草5g，厚朴花8g，姜半夏10g，桑白皮15g，当归10g，丹参30g，生地黄20g，山茱萸20g，玉桂2g，白僵蚕10g。7剂，水煎，日一剂两煎，分服。

10月3日复诊：药后咳嗽、咳痰减少，喘促趋平，上方去僵蚕，加野芥麦根30g。再进七剂，水煎，日一剂两煎，分服。

10月10日三诊：咳嗽、咳痰逐渐减少，上方去黄芩、野芥麦根，加麦冬10g，五味子5g。又进服半月，喘促缓解，夜间能平卧，白天能参加轻微劳动。

按：该患者为痰热郁肺于上，故咳嗽、咯痰、苔黄；肾精亏损于下，阴不敛阳，气失摄纳，故喘促日久，呼多吸少，动则喘息更甚，舌质红，脉细弱；肺肾亏虚，累及于心，以致血脉运行不畅，故口唇、指甲青紫，舌下系带瘀紫。

本人体会，在呼吸系统疾病治疗中，辨痰非常重要，辨热痰、寒痰，不能光凭痰色来确定，黄痰固为有热，白痰未必有寒，尚要根据痰质、痰的易咯程度，全身伴随症状及舌脉来辨证。本例患者痰色虽白，但质粘难咯，应为热痰，治当清热化痰。

喘证整个过程为多痰多瘀，《丹溪心法·咳嗽》谓："肺胀而咳，或左或右，不得眠，此痰夹瘀血碍气而病"，说明了痰瘀互结的关系。而痰瘀又易致肺部感染和气道阻塞，故治疗中除祛痰外，还应活血化瘀。

本病有虚有实，邪壅于肺，宣降失司为实；肺不主气，肾失摄纳为虚。故除化痰祛瘀，应同时益肾纳气，用生地、山茱萸补肾阴。在大剂量生地、山茱萸滋阴同时加少量温性肉桂，能起鼓舞阴血生长之功。

咳嗽案 4

李某某，女，31岁，湖南人。2018年11月5日初诊：反复咳嗽咽痒1年，伴鼻塞流涕3天。江山市中医院CT（ZYYCT-026878）提示：两肺多发浸润灶，考虑炎证性病变可能。刻诊：咽痒、咳嗽、咯痰，痰色白质稠，活动后气急，无发热，纳可便调，舌尖红苔黄腻，脉滑数。证属痰热蕴肺。治拟清热化痰，宣肺止咳为主。

处方：野荞麦根30g，炒黄芩20g，鱼腥草30g，天竺黄10g，寒水石15g，佛耳草10g，浙贝母10g，皂角刺15g，浮萍20g，地肤子20g，海蛤壳10g，生米仁30g，桔梗10g，冬瓜子20g，桃仁5g，芦根30g。7剂，水煎，日一剂两煎，分服。

11月26日二诊：药后头三天，咳嗽咯痰增多，痰转松，易咯。现咳嗽咯痰已减少，活动后无气急，仍鼻塞流涕，舌尖红苔薄黄，脉滑数。上方去冬瓜子、桃仁，加辛夷10g，苍耳子10g，鹅不食草3g。7剂，水煎，日一剂两煎，分服。

12月3日三诊：稍有咽痒咳嗽，鼻塞，流涕，涕脓，舌淡红苔薄白，脉缓。江山市中医院胸部CT（ZYYCT-028002）未见明显异常。上方去天竺黄、寒水石、皂角刺、海蛤壳，加猫人参30g，白芷10g。7剂，水煎，日一剂两煎，分服。

按：本案患者一年前邪犯肺卫，卫气被郁，肺失宣降，故出现咳嗽。因治疗不当，外邪传里，热邪壅肺，炼津为痰，痰热蕴结于肺，故见咳嗽、咯痰、痰色白质稠，活动后气急。新近又外感风邪，风邪缠于咽喉、鼻腔，故见咽痒、鼻塞、流涕。治疗应清热化痰豁痰为主，佐以祛风利咽通窍。方中野荞麦根、鱼腥草、炒黄芩、佛耳草清热解毒；寒水石、浙贝母、皂角刺、海蛤壳、桔梗，宣肺豁痰，通畅气道，使肺脏能完成清肃功能，故药后能排出大量的痰；生米仁、冬瓜子、桃仁、芦根，即千金苇茎汤，清肺化痰，逐瘀排脓。浮萍、地肤子，祛风利咽通窍。

本案有四点可借鉴。一是有新疾和旧患时，一般情况是先治疗新疾，再处理旧患。但特殊情况要区别对待。本案患者反复咳嗽一年，肺部有多发性浸润灶，痰热蕴肺情况重；近日外感仅咽痒鼻塞，流涕，病情不重。故治疗重点不在新疾，而在旧患，即清热化痰豁痰为主，祛风利咽通窍为辅。二是按传统观念，痰热蕴肺咳嗽一般都会有发热、气急、胸痛症状。但近来由于抗生素的广泛使用，许多肺部感染的病人不一定有发热、胸痛、气急症状，但中医治疗仍可按痰热蕴肺处理，以清热化痰为法。三是对痰热蕴肺、咯痰不爽的患者，要重视祛痰豁痰药的使用，如桔梗、桑白皮、天竺黄、寒水石、皂角刺、海蛤壳、浮海石等。其中桔梗用量可加大至 15 克。随着痰液的排出，肺的宣降功能得到恢复，咳嗽会逐渐缓解。四是本案虽非肺痈，但合用了治疗肺痈的千金苇茎汤。千金苇茎汤清肺化痰，逐瘀排脓。《成方便读》论此方曰："桃仁、甜瓜子皆润降之品，一则行其瘀，一则化其浊；苇茎退热而清上；苡仁除湿而下行。方虽平淡，其散结通瘀化痰除热之力实无所遗。"本案患者咳嗽咯痰一年，肺部多发浸润灶。痰热蕴肺日久，虽未成痈化脓，但有痰热瘀互结，成痈化脓之势。故用千金苇茎汤清热、化浊、祛瘀，能防止疾病的进一步发展与变化。

咳嗽变异性哮喘案 5

王某某，男，70 岁。2021 年 10 月 22 日初诊：咽痒干咳 3 年，上级医院诊断为变异性哮喘，有口腔扁平苔藓史，脑垂体微腺瘤手术切除史。现每晚口服顺尔宁 4mg，布地奈德喷雾剂外喷，一天 2 次。曾在杭州一医院给予养阴止咳中药治疗 2 月。刻诊：咽痒干咳，咳嗽呈阵发性发作，发则咳嗽连连，伴胸闷、气急，夜间时有咳嗽，夜尿多，舌质红苔剥，脉细弦。证属风缠咽喉，痰热郁肺，邪热伤津。治拟清热化痰，祛风利咽止咳为先。

处方：野荞麦根 30g，炒黄芩 15g，薏苡仁 30g，桑白皮 12g，桔梗 10g，浙贝母 12g，地肤子 30g，浮萍 12g，白鲜皮 15g，紫苏梗 10g，红苏木 10g，射干 9g，五味子 5g，炒白芍 20g，青黛 10g（包煎），蛤壳 10g。7 剂，水煎，日一剂两煎，分服。

10 月 29 日二诊：药后咽痒干咳、胸闷减轻，纳可，大便干，舌尖红苔中剥，脉细弦。上方加川芎 20g。再进 7 剂，水煎，日一剂两煎，分服。

11 月 5 日三诊：咽痒干咳明显减少，胸闷减轻，大便干，舌尖红苔中剥，脉细弦。已自行改布地奈德外喷每日一次，顺尔宁每晚 2mg。上方加太子参 15g，炒白术 10g，防风 6g。再进 7 剂，水煎，日一剂两煎，分服。

11月12日四诊：咳嗽基本停止，偶有胸闷，已自行停布地奈德，顺尔宁，觉咽中有痰，舌淡红苔中剥，脉细弦。

处方：野荞麦根30g，炒黄芩15g，薏苡仁30g，桑白皮12g，桔梗10g，浙贝母15g，地肤子30g，浮萍12g，白鲜皮15g，紫苏梗10g，红苏木10g，射干9g，炒白芍20g，川芎20g，太子参20g，麸炒白术10g，防风10g，黄精15g，瓜蒌皮15g。7剂，水煎，日一剂两煎，分服。

11月19日五诊：咳嗽已止，胸闷未作，夜尿减少，化验TSH：7.283uIu/mL，FT4：12.37pmol/L，舌淡红苔中剥，脉细弦。上方加杞子15g，仙灵脾20g。再进7剂，水煎，日一剂两煎，分服。

11月29日六诊：无咳，无胸闷，颈部皮肤出现皮疹，局部瘙痒，右颊部黏膜灼热样疼痛，大便偏干，睡眠欠佳，舌淡红苔已渐生，脉细弦。

处方：野荞麦根30g，炒黄芩15g，薏苡仁30g，桑白皮12g，桔梗10g，浙贝母15g，地肤子30g（包煎），浮萍12g，白鲜皮15g，紫苏梗10g，红苏木10g，炒白芍20g，川芎20g，太子参20g，麸炒白术10g，防风10g，黄精15g，枸杞子15g，射干9g，煅人中白15g，徐长卿15g，羊乳15g，龙骨30g（先煎）。7剂，水煎，日一剂两煎，分服。

12月6日七诊：无咳，无胸闷气急，颈部皮疹逐渐消退，局部瘙痒减轻，右颊部黏膜灼热痛减，舌淡红苔薄白中稍剥，脉细弦。上方再进7剂，水煎，日一剂两煎，分服。

12月16日八诊：右颈部皮疹已消退，右颊部黏膜已无灼痛，失眠明显，大便调，舌脉同前。上方去炒白术，加酸枣仁20g。再进7剂，水煎，日一剂两煎，分服。

12月25日九诊：稍有咳嗽，但无胸闷。右颈部皮疹，口腔黏膜扁平苔藓临床治愈，睡眠好转，舌淡红苔薄白，脉细弦。上方去龙骨，加仙灵脾20g。再进21剂。水煎，日一剂两煎，分服。

按：本案病例较为复杂，咽痒干咳已3年，有口腔扁平苔藓史2年，脑垂体激腺瘤术后半年。从中医角度分析是年老体衰，既有肺气不足，风邪长期缠绕于咽喉、口腔与皮肤，以致咽痒干咳，口腔黏膜扁平苔藓不愈，颈部皮疹；同时又是肺肾阴虚之体，外邪入里犯肺，郁而化热，炼津为痰，致肺失宣降，故胸闷气急；痰热日久不去，伤津耗液，致肺肾阴虚更甚，故时有口干、苔剥。治疗拟祛风利咽，清热化痰为先。一诊、二诊后风邪渐去，痰热渐消，故咽痒干咳，胸闷气急减轻。三诊开始加太子参，益气养阴，加炒白术、防风，益气固表，增强抵抗力。四诊开始逐渐加黄精、杞子等，补肺益肾。由于大剂量清肺化痰药的使用，使痰热不致于进一步伤津耗液，同时又使用了补肺益肾之品，使病人肺气亏虚，肺肾阴虚的情况得到好转，故病人舌苔渐生，夜尿减少，口腔扁平苔藓症状逐渐减轻。五诊开始加仙灵脾补益肾之精气。仙灵脾辛甘温，易伤阴助火。但对类似于该病例之病人，在大剂量清热化痰药的基础上，合用杞子、黄精等甘凉养阴药，不会造成阴虚火旺，可放心大胆使用。六诊加羊乳，养阴清热化痰；加人中白，既可消肿止痒，减轻咽痒干咳，又能促进口腔黏膜愈合；加龙骨，镇惊安神。七诊、八诊加酸枣仁，养心安神。

本人体会：慢性咳嗽，一般都有正虚邪实的情况。治疗拟扶正祛邪相兼。病初拟祛邪为主，扶正为辅；后期要逐渐加重扶正的力量。慢性咳嗽的病人要重视清热化痰药的使用。盖病程日久，一般都有邪郁化热的情况。只有热清痰除，咳嗽才能缓解。慢性咳嗽的病人，常有肺阴亏虚的情况，要时刻注意肺阴虚的出现，及时使用养阴之品，如沙参、天花粉等。羊乳一药，既能清热又能养阴，对阴虚痰热的病人，尤为适合。慢性咳嗽的病人，后期要重视补肾药的作用，特别是对于合并哮喘的患者。

附录：当代名老中医及专家治疗咳嗽经验

一、徐志瑛治疗慢性咳嗽分下列 5 型

1. 变应性咳嗽和咳嗽变异性哮喘

拟疏风通窍，宣肺化痰，药用射干、桔梗、玉蝴蝶、荆芥、防风、蝉衣、浮

萍、地肤子、鹅不食草、苍耳子、辛夷、白芷、牛蒡子、杏仁、浙贝。

2. 嗜酸细胞性支气管炎

为咳嗽痰白或黄色，伴痰鸣音或哮鸣音，拟清热祛痰并用，佐以祛风抗敏，（该病人大多数与下呼吸道细菌感染有关，以嗜酸性粒细胞增多，哮喘，肺部浸润，咳嗽为主要特点）。

药用野荞麦根、鱼腥草、黄芩、蚤休、天竺黄、寒水石、佛耳草、浙贝母、皂角刺、佐以蝉衣、浮萍、地肤子。

3. 鼻后滴漏综合征

急慢性副鼻窦炎多以鼻流黄浊脓涕致鼻后滴漏出现干咳频繁。

拟清脾泻热，化痰祛浊。

选用黄芩、滑石清脾泻热，茯苓、豆蔻、木通化湿利浊，合用胆南星、浮海石、川贝母、瓜蒌、法半夏等化痰之品。

4. 胃食道反流相关性咳嗽

治拟理气化痰和中的二陈汤化裁。

5. 心理性咳嗽

拟用疏肝解郁，行气导滞，散结除痰之半夏厚朴汤。

二、洪广祥治疗慢性咳嗽分下列 5 型

1. 痰滞咽喉证

指鼻部疾病引起分泌物倒流鼻后和咽喉等部位引起，发作性或持续性咳嗽，以白天为主，入睡后较少咳嗽。

治法：清咽利窍，调畅气机，药用：荆芥 10g，薄荷 10g，桔梗 15g，木蝴蝶 10g，牛蒡子 15g，苏叶 15g，桃仁 10g，百部 15g，射干 10g，辛夷花 10g，苍耳子 10g，生甘草 10g。

2. 胃逆侮肺证——和胃降逆，清肝泄热，旋复代赭汤合半夏泻心汤

3. 寒邪客肺证（咳嗽变异型哮喘）

特点：慢性咳嗽；表现为刺激性干咳，夜间或清晨咳嗽较多见，闻特殊刺激

性异味易诱发或加重咳嗽

治法：温肺散寒，宣肺止咳，药用：生麻黄 10g，细辛 3g，生姜（干姜）10g，紫菀 10g，冬花 15g，矮地茶 20g，天浆壳 15g。

4. 湿热郁肺症

此证类似西医嗜酸性细胞性支气管炎。证候：慢性干咳或晨咳，有少许黏痰，伴胸闷和气道作痒，呼吸不畅，咳出黏痰则舒；晨起口粘腻等，治以清化湿热，宣畅肺气——麻黄连翘赤豆汤加减，生麻黄 10g，杏仁 10g，桑白皮 10g，赤小豆 15g，连翘 15g，苍术 10g，土茯苓 15g，蚕沙 30g，厚朴 10g，法半夏 10g，茵陈 20g，枳壳 30g。

5. 感冒后咳嗽

多表现为刺激性干咳或咳少量白色黏液痰，咳声偏重浊，鼻窍不利，咽喉作痒，痒则咳嗽，舌苔薄白或腻，脉浮滑。治拟温肺散寒宣畅肺气以治标实。症状缓解后重在温阳益气固护卫气。方药：温肺煎或小青龙汤加减。

三、晁恩祥治疗咳嗽变异性哮喘经验

咳嗽变异性哮喘又名咳嗽型哮喘，是以咳嗽为主的一种特殊类型。该病没有明显的喘息症状，而以长期反复发作性干咳为主要临床表现，多由运动、冷空气、气候变化或上呼吸道感染诱发或加重，有些病人可继发于病毒或支原体感染以后。常用下列方法。

1. 疏风解痉

本病特征表现为阵发性，突发性，反复性，还有一个更为明显的症状就是，咽喉，气道一旦有痒感，随即出现剧烈咳嗽，难以克制。所以，风动气逆，气急瘀阻是咳嗽变异性哮喘的病理特征，常用苏叶、蝉蜕、地龙、僵蚕等以疏利上焦之风邪，透邪外出，舒缓气道，解痉止咳。

2. 宣肺降气

炙麻黄——宣肺散寒，疏风解痉，舒畅气道宣发肺气。

杏仁、前胡——肃肺降逆，温润肺气。

3. 润肺利咽

沙参、麦冬、牛蒡子——润肺利咽。

4. 活血敛肺

瘀阻肺络，气滞血瘀也是导致咳嗽变异性哮喘的病机之一。

参考文献

[1] 贾桂耍，徐志瑛.慢性咳嗽从痰的体会 [J].浙江中医杂志，2005，11 月：486-487.

[2] 洪广祥.慢性咳嗽中医药治疗再探讨 [J].中医药通报，2010，9（3）：12-14

[3] 晁恩祥治疗咳嗽变异性哮喘经验 [J].中医杂志，2002，43（1）：74

（五）肺结节案

祝某某，男，61 岁。2019 年 5 月 1 日初诊：4 月 7 日，江山市中医院 CT 提示肺部结节。刻诊：胃脘部，胸骨后时有胀满，伴嗳气，咽中痰滞，或有咽痒咳嗽，舌质偏红苔黄腻，脉弦滑。属痰湿阻于中上焦，拟清热化湿祛痰。

处方：浙贝母 15g，海螵蛸 30g，黄连 3g，吴茱萸 2g，蒲公英 30g，梅花 5g，地肤子 20g（包煎），浮萍 12g，煅人中白 15g，瓜蒌皮 15g，薤白 12g，野荞麦根 30g，炒黄芩 20g，薏苡仁 30g，桑白皮 12g，桔梗 10g，红苏木 12g。7 剂，水煎，日一剂两煎，分服。

5 月 7 日二诊：胸骨后胀满感减轻，舌脉同前。上方去瓜蒌皮、薤白，加石见穿 15g。再进 7 剂，水煎，日一剂两煎，分服。

5 月 15 日三诊：胃脘部，胸骨后胀满已缓解，咽中有痰减少，舌质偏红苔薄黄，脉弦滑。上方再进 7 剂，水煎，日一剂两煎，分服。

6 月 11 日四诊：胃脘部，胸骨后不适已除，仍时有咽中痰滞，5 月 31 日上海肺科医院 CT 检查未见肺结节，舌淡红苔薄白，脉弦滑。上方再进 6 剂，水煎，日一剂两煎，分服。

按：本案患者 CT 检查提示有肺结节，但胃脘部，胸部不适实是反流性食管炎所致，与肺结节无关。从症状与舌脉辩证分析，其病机是热痰湿阻于中上焦。给黄连、吴茱萸、梅花、浙贝、海螵蛸，清热理气化湿，清中焦之热；用野荞麦根、炒黄芩，米仁，桑白皮，桔梗，浙贝母，清上焦之痰热；用瓜蒌皮、薤白，通阳散结，行气祛痰；用地肤子、浮萍，人中白，祛痰利咽；苏木活血宽胸。二诊时胸骨后胀满减轻，去瓜蒌、薤白，加石见穿化痰散结。三诊、四诊用二诊方清湿热，化痰浊，散瘀结，诸症缓解，不意CT检查肺部结节也消失。

二、脾胃系病证

（一）食管炎案

食管炎案 1

封某某，男，69 岁。2020 年 2 月 19 日初诊：自觉胸闷不适 5 年，伴反酸。刻诊：胸骨后不适感时作，反酸，大便干，舌质偏红，苔薄黄，脉弦。胃镜提示胃反流性食管炎。证属湿痰热内阻。治拟清热化痰除湿，用自拟"胃痛舒"合瓜蒌薤白半夏汤。

处方：黄连 3g，吴茱萸 2g，蒲公英 30g，佛手 12g，梅花 5g，浙贝母 15g，海螵蛸 20g，炒瓜蒌子 10g，瓜蒌皮 12g，薤白 10g，姜半夏 10g，衢枳壳 15g。7 剂，水煎，日一剂两煎，分服。

3 月 2 日二诊：胸骨后胀闷感减，反酸减少，舌脉同前。上方再进 7 剂，水煎，日一剂两煎，分服。

3 月 12 日三诊：胸闷胸胀已除，无反酸，舌淡红苔薄白，脉弦。效不更方，上方再进 7 剂，日一剂二煎，以资巩固。

按：本案患者平素嗜食辛辣厚味，积湿生痰，痰湿内阻，气机不畅，故胸闷胸胀时作；舌质偏红苔黄腻，脉弦为痰湿热内阻之象。治拟清化痰湿为主，兼以通阳散结，行气宽胸。用自拟"胃痛舒"合瓜蒌薤白半夏汤化裁。自拟的经验方"胃痛舒"由黄连、吴茱萸、佛手，梅花、浙贝，海螵蛸、蒲公英等七味药组成。其中黄连、吴茱萸为左金丸，能泻肝清火，降逆止呕；佛手，梅花疏肝理气止痛；浙贝、海螵蛸为乌贝散，制酸止痛；蒲公英清热化湿，为治上消化道黏膜炎症的要药。全方七味药，能清热泻火，理气化湿，制酸止痛，主治急慢性胃炎，食道炎，胃、十二指肠溃疡，十二指肠球炎等表现胸部、胃脘部胀满疼痛者。

瓜蒌薤白半夏汤行气祛痰。其中瓜蒌理气宽胸，涤痰散结；薤白通阳散结，行气止痛；半夏燥湿化痰。加枳壳能破气消积，化痰除痞，用于胸腹痞满，效佳。

食管炎（胸闷）案 2

徐某某，女，32 岁。2019 年 12 月 18 日初诊：诊断为反流性食管炎 8 年，常服西药制酸，停用制酸药则出现胸闷反酸。刻治：胸脘痞满不舒，泛吐酸水，神疲纳呆，大便溏，舌淡红苔白腻，脉细。证属脾虚湿热内阻。治拟健脾清热化湿。

处方：佛手 15g，梅花 5g，浙贝母 15g，海螵蛸 20g，黄连 3g，吴茱萸 2g，蒲公英 30g，白豆蔻 6g（后下），红豆蔻 6g，党参 12g，炒苍术 10g，茯苓 14g，麸炒薏苡仁 30g。7 剂，水煎，日一剂两煎，分服。

12 月 25 日二诊：药后胸脘痞满减，反酸少，胃纳增，大便转实，舌淡红苔薄腻，脉细。上方再进 7 剂，水煎，日一剂两煎，分服。

一月后来院，诉停服西药，服中药 14 剂后，胸脘部痞满除，无反酸，胃纳可，大便调。

按：本案患者脾胃虚弱，又嗜食脂甘厚味，致脾胃气虚，湿热内阻，气机不畅，故胸脘腹痞满不舒；脾虚湿阻则神疲纳呆，大便偏溏；舌淡红苔薄腻，脉细为脾虚湿阻之象。用自拟的"胃痛舒"合四君子汤，加炒薏米仁，红白豆蔻。"胃痛舒"清热化湿制酸止痛。四君子汤健脾益气。炒薏苡仁健脾化湿。白豆蔻行滞消痞，降浊除湿；红豆蔻温中散寒，行气止痛。二药合用，能温中行气，消滞除胀，善治脾胃亏虚，气滞中焦，脘腹胀满之证，为国医大师李玉奇的经验药对。

食管炎（口疮）案 3

江某某，女，66。2019 年 6 月 10 日初诊：口腔溃疡，反复发作 2 年。刻诊：口腔多处溃疡，局部疼痛，周围黏膜颜色淡红，口干，胸骨后时有烧灼感，或有反酸，舌质红，苔少，脉细数。证属肾阴亏虚，虚火上炎。治拟养阴清热降火。

处方：浙贝母15g，海螵蛸30g，梅花5g，佛手花12g，水牛角20g（先煎），煅人中白15g，淡竹叶15g，地黄15g，山茱萸15g，山药20g，牡丹皮10g，赤芍10g。7剂，水煎，日一剂两煎，分服。

6月17日二诊：口腔溃疡面缩小，局部疼痛减轻，口干明显，舌脉同前。拟上方加天花粉15g。再进7剂，水煎，日一剂两煎，分服。

6月24日三诊：口疮趋愈，胸骨后烧灼感缓解，舌红苔渐生，脉细。拟上方去赤芍、丹皮，加南沙参15g，黄精15g。再进7剂，水煎，日一剂两煎，分服。

7月22日四诊：口疮已愈，胸骨后烧灼感基本缓解，大便干，舌红苔薄白，脉细。上方加桑椹20g。再进7剂，水煎，日一剂两煎，分服。

按：本案患者，年老体虚，加之劳伤过度，伤及心肾，阴虚不足，虚火上炎，故口疮反复发作；因属虚火，为不足之症，故黏膜颜色淡红；肾精亏损，肝郁化火上犯于胸，则反酸，胸骨后烧灼感；阴津不足，不能上润口腔，故口干；舌脉为阴虚火旺之象。治疗用生地、山茱萸，山药三药，滋补肾阴；用水牛角、地黄、赤芍、牡丹皮四药，清热凉血降火；人中白清热降火；淡竹叶上清心火而解热，下通小肠而利尿，使心火下行，从小便而清。梅花、佛手，疏肝和胃降气；浙贝、海螵蛸，清热制酸止痛。上四药合用，能解除胸骨后烧灼感和反酸。二诊加天花粉养阴生津。三诊、四诊火热渐消，去丹皮、赤芍，加南沙参，黄精，桑椹等养阴生津之品，以增强补肾填精之功。

本人体会：口疮时发之人，很多合并有反流性食管炎，临床上合用疏肝和胃制酸之品，能加速口疮愈合，也能预防复发。

食管炎（胸痛）案4

林某某，女，47岁。2021年12月13日初诊：一周前因饮食不慎致恶心、呕吐，经西药治疗，一天后恶心、呕吐除，但遗留胸骨后疼痛，外院给西药止酸治疗，胸骨后疼痛仍然。刻诊：胸骨后胀闷痛，胃纳可，大便调，舌淡红苔薄黄，脉弦。证属湿热中阻，气机不畅，治拟清热化湿、理气制酸，因病人不方便煎药，要求开颗粒剂。

处方：佛手10g，黄连3g，吴茱萸2g，浙贝母10g，蒲公英20g，旋覆花8g，海螵蛸10g，茯苓10g，白术8g，甘草3g。7剂，日一剂，分二次开水泡服。

12月14日在微信中反馈，服中药一剂后胸骨后疼痛完全消失。

按：本案病例为饮食不节，损伤脾胃，胃失和降，致恶心呕吐；胃气不降，浊气上逆，损伤食道黏膜而生湿热，湿热内阻，气机不畅则局部（胸骨后）胀闷痛；苔薄黄为湿热内阻之象，脉弦为气机阻滞不通之征。治疗用佛手疏肝理气；旋覆花降逆止呕；黄连、吴茱萸能清化湿热而制酸；浙贝、海螵蛸清热制酸；蒲公英清热化湿消炎；茯苓、白术健脾化湿；甘草补脾益气，调和诸药。

临床上食管炎引起的胸痛，中医辨证不能按胸痹诊治，可参照胃脘痛诊治，因食道疾病大多与胃酸反流有关。

食管炎案5

王某某，女，55岁。2019年7月15日初诊：反流性食管炎2月，经西药治疗，症状未缓解。刻诊：胸脘痞闷，两肋胀痛，时有泛酸吐苦水，神疲食少，便溏不爽，舌淡红苔薄黄，右脉缓，左关弦。证属肝郁脾虚，湿热内阻。治拟疏肝健脾，清热化湿。

处方：黄连3g，吴茱萸2g，浙贝母15g，海螵蛸30g，蒲公英30g，佛手15g，梅花5g，赤芍15g，酒当归10g，麸炒白术10g，制香附10g，郁金12g，茯苓15g，北柴胡5g。7剂，水煎，日一剂两煎，分服。

7月24日二诊：胸脘痞闷症状大减，反酸减少，胃纳增，大便畅，舌脉同前。上方再进7剂，水煎，日一剂两煎，分服。

1月后电话回访，病人服药14剂后，诸症消失。

按：本案患者，平素心情抑郁，适值更年期，情志更加不畅。气机郁滞，肝郁犯脾，脾气亏虚。又喜脂甘厚味，助湿蕴热，湿热中阻，终致肝郁脾虚，湿热内阻。肝郁则胁胀，排便不爽；脾虚则神疲食少，大便溏烂；湿热中阻，浊气上逆则反酸，吐苦水；舌淡红苔薄黄为脾虚湿热内阻之象；右关脉缓主脾虚，左关弦主肝郁。用自拟"胃痛舒"清热化湿理气，用逍遥散疏肝健脾，加制香附、郁金，增强疏肝理气之功。其中香附为疏肝解郁，理气宽中的要药；郁金既能行气解郁，又能活血散瘀，用于气滞血瘀之胸、腹、胁痛尤效。连建伟教授临床上常香附、郁金合用，治疗肝郁气滞之胸腹痞满胀痛诸症。

反流性食管炎是临床常见病，复发病，其主要临床表现为胸骨后烧灼感痛，或胸骨后胀满不适，伴反酸，咽部异物感，严重的患者可有吞咽困难症状。中医属"嘈杂""胸痹""胃脘痛""梅核气"等范畴。发病原因为先天禀赋不足，脾气亏虚或胃阴不足，饮食所伤，药物伐中，劳逸失调。其病机为肝胃不和，湿热中阻，胃失和降，胃气上逆。病位在食管，涉及肝脾胃等脏腑。其治疗总离不开清热化湿，疏肝理气，和胃降逆。

（二）胃脘痛案

胃脘痛案 1

毛某某，男，62 岁。2021 年 10 月 8 日初诊：胃脘部持续性疼痛 1 年。2021 年 5 月 6 日青田县人民医院胃镜提示食管炎、浅表性胃炎，5 月 8 日病理切片提示（食管距门齿处 33cm）黏膜鳞状上皮重度异型增生，经制酸保护胃黏膜药治疗无效。2021 年 8 月 21 日在江山市中医院就诊，给中药旋复代赭汤化裁，至 9 月 6 日，症状未缓解。9 月 6 日开始，又请另一中医诊治，给中药小柴胡汤化裁，至 10 月 8 日，不效。今日至我处门诊。刻诊：胃脘部疼痛，或有胀满，嗳气反酸，舌质偏红苔薄白，右关脉大，左关脉弦。证属肝气犯胃，湿热中阻。治拟疏肝理气和胃，清热化湿制酸。

处方：佛手 12g，梅花 5g，浙贝母 12g，煅瓦楞子 30g，黄连 3g，吴茱萸 2g，蒲公英 30g，衢枳壳 12g，炒白芍 15g，北柴胡 5g，甘草 5g，制香附

10g，郁金 12g，生蒲黄 15g（包煎），煅人中白 15g，青黛 10g（包煎），煅蛤壳 10g。7 剂，水煎，日一剂两煎，分服。

10 月 12 日二诊：药后胃脘部胀痛减轻，舌脉同前。上方再进 7 剂，水煎，日一剂两煎，分服。

10 月 18 日三诊：胃脘胀痛继减，嗳气反酸减少，舌淡红苔薄白，右脉大，左关弦。上方再进 14 剂，水煎，日一剂两煎，分服。

11 月 14 日四诊：时有胃脘部疼痛，大便日行 1 次，质溏，舌淡红苔薄白，右脉大，左关弦。上方加蛇舌草 30g，半枝莲 30g。再进 14 剂，水煎，日一剂两煎，分服。

11 月 28 日五诊：胃脘部疼痛继减，嗳气又作，舌淡苔薄白，右脉缓，左关弦。

处方：佛手 12g，梅花 5g，浙贝母 12g，煅瓦楞子 40g，黄连 3g，吴茱萸 5g，蒲公英 30g，青黛 10g（包煎），煅蛤壳 10g，茯苓 15g，麸炒白术 10g，北柴胡 5g，酒当归 10g，炒白芍 15g，旋覆花 10g，煅赭石 15g（包煎），甘草 5g，白花蛇舌草 30g，半枝莲 30g。7 剂，水煎，日一剂两煎，分服。

12 月 5 日六诊：胃脘部疼痛除，嗳气少，胃纳可，大便 2 日一行，质调，右脉缓，左关弦。上方加莪术 10g 猪苓 15g。再进 7 剂，水煎，日一剂两煎，分服。

按：本案患者有浅表性胃炎，反流性食管炎，食管黏膜上皮异型增生情况，前医给益气和胃，降逆化痰和和解少阳的治疗，不效。本人接手后，从症状、舌脉分析，认为是肝气犯胃，湿热中阻，用柴胡疏肝散加香附、郁金疏肝理气和胃；自拟方"胃痛舒"清热化湿；蒲黄生用，以活血行瘀见长，在此能收敛止痛；黛蛤散清肝泻火，也有收敛止痛作用；人中白清热降火、散瘀消肿。二诊、三诊，药后诸症缓解，原方再进。四诊开始加蛇舌草、半枝莲清热解毒，防食管上皮细胞异型增生癌变。经 50 天治疗，上腹部疼痛明显缓解，但嗳气明显，舌质偏红苔薄白，右脉缓，左关弦，为肝郁犯脾，脾气亏虚。故从五诊开始改逍遥散合自拟的"胃痛舒"化裁。用逍遥散疏肝健脾，加旋复花降逆止噫，代赭石降逆下气。第六诊开始又加猪茯苓，利水渗湿，莪术活血止痛，上二药都有预防异型增生细胞的癌变作用。

胃脘痛案 2

潘某某，女，39 岁。2021 年 6 月 7 日初诊：胃脘胀痛 5 月。有慢性胆囊炎、咽炎病史。刻诊：胃脘胀痛，得嗳气则舒，口苦口干，咽中痰滞，乏力纳呆，大便不爽，舌淡红苔薄黄，右关脉缓，左关弦。证属肝郁脾虚，湿热内阻。拟疏肝健脾，清热化湿。

处方：佛手 12g，梅花 5g，浙贝母 12g，煅瓦楞子 30g，黄连 3g，吴茱萸 2g，蒲公英 30g，北柴胡 5g，炒白芍 15g，制香附 10g，茯苓 15g，麸炒白术 10g， 酒当归 10g，甘草 3g，金钱草 30g。7 剂，水煎，日一剂两煎，分服。

6 月 17 日二诊：药后胃脘胀满已减，口苦，咽中痰滞明显，舌脉同前，上方加青黛 10g（包煎）。再进 14 剂，水煎，日一剂两煎，分服。

7 月 15 日陪朋友来院就诊，诉现胃脘胀满已除，胃纳增，二便调，口不苦，咽中有痰也明显减轻。

按：本案患者因长期情志不畅，肝气郁结，横逆犯脾，致脾气亏虚。肝郁日久化火，加上脾虚湿阻，又致湿热内阻。肝气郁结，气机不畅，致胃脘胀满，嗳气则舒，大便不爽；脾虚则神疲乏力纳呆；湿热上犯于口与咽喉，则口苦，口干，咽中痰滞；舌脉为肝郁脾虚又有湿热之象。用自拟"胃痛舒"合逍遥散化裁。"胃痛舒"清热化湿理气，逍遥散疏肝健脾，金钱草清热化湿利胆，加香附增强理气止痛之功。二诊加青黛清肝降火。

胃脘痛案 3

陈某，女，11 岁。2021 年 12 月 1 日初诊，胃脘部时有疼痛 1 年。平素性情急躁，饮食稍有不慎易致腹泻、呕吐，刻诊：胃脘胀痛，纳呆，大便调。舌淡红苔薄白，右关脉缓，左关弦。证属肝郁脾虚，湿热内阻，治拟疏肝健脾，清热化湿。

处方：佛手 12g，梅花 5g，黄连 3g，吴茱萸 2g，浙贝母 12g，煅瓦楞子

30g, 蒲公英 30g，北柴胡 5g，茯苓 15g，炒白芍 15g，酒当归 10g，麸炒白术 10g，制元胡 15g。5 剂，水煎，日一剂两煎，分服。

12 月 5 日复诊：左上腹疼痛停止，胃纳可，大便调，舌淡红苔薄白，左关脉转和缓。上方再进 7 剂，水煎，日一剂两煎，分服。

1 月后电话回访，病人腹痛未作，纳可，便调，性情趋平和。

按：本案病例，平素性情急躁，肝气郁结，肝郁犯脾，致脾气亏虚；脾虚生湿，湿浊内阻，郁而化热，故又兼湿热中阻。脾虚湿阻，故饮食稍有不慎则脾失健运，胃失和胃，出现呕吐、泄泻症状；左关脉弦主肝郁，右关脉缓主脾虚。用逍遥散疏肝健脾，自拟"胃痛舒"清热化湿、理气止痛。

本人体会：现时今社会过分关注儿童的学习，少年儿童心理压力大，肝郁情况时有发生。门诊常有小学生因肝郁脾虚就诊，给逍遥散治疗，常可收到不错的效果。

胃脘痛案 4

周某某，男性，76 岁。2012 年 11 月 6 日初诊。因胃脘部胀痛反复发作 5 年，腹痛、腹泻 5 天就诊。5 年前开始出现胃脘部胀痛，疼痛时作时止，多在进硬食后发作，6 天前来我院就诊，医生给西药制酸，当晚病人又误进不洁饮食，第二天即出现腹痛腹泻，大便日行 7-8 次，色黄而臭，舌淡红苔黄腻，脉濡数。此为胃脘痛、泄泻。证属脾胃亏虚，又有肠道湿热。治以健脾和胃，清热化湿。

处方：黄连 8g，吴茱萸 2g，炒白术 12g，茯苓 15g，生甘草 5g，炒苍术 12g，炒车前子 12g，六神曲 15g，煨葛根 15g，炒黄芩 10g，生姜 10g，红枣 15g。5 剂，水煎，日一剂两煎，分服。

药后泄泻腹痛逐渐减轻。10 月 23 日复诊：腹痛已停止，大便日行 2-3 次，质溏，上方去炒苍术，加芦根 15g，米仁 30g，再进七剂，水煎，日一剂两煎，分服。

10 月 30 日三诊：泄泻已停止，大便实，但胃脘部时有胀痛，或有吞酸，舌淡红苔薄黄脉细。

处方：黄连 8g，吴茱萸 2g，炒白术 12g，茯苓 15g，生甘草 5g，红枣 15g，芦竹根 15g，焦山栀 15g，浙贝母 10g，海螵蛸 30g，姜半夏 10g，厚朴花 8g。再进 7 剂，水煎，日一剂两煎，分服。

11 月 8 日四诊：胃脘部疼痛逐渐停止。以上方加减又进服半月，诸症消失。

按：本例患者原有胃脘痛，属脾胃亏虚，又因饮食所伤，进一步损伤脾胃，传导失司，升降失调，发生腹泻，大便色黄而臭，苔黄腻脉濡数为内有湿热之征。总之本患者为本虚标实，初诊宜治标为先，以清热化湿为主，但又必须佐以健脾渗湿和胃。腹泻停止后，患者胃脘部疼痛，进硬食物后明显，为脾胃虚弱，运化迟缓；吞酸、苔黄为夹有湿热，但此时主要为脾胃亏虚，应以健脾和胃为主，稍佐清热，以左金丸清火降逆。

胃脘痛案 5

王某某，男，73 岁。2020 年 3 月 17 日初诊：幽门螺杆菌检查阳性。曾用西药杀幽门螺杆菌一疗程，1 月后复查仍阳性。刻诊：时有口苦粘腻，胃脘胀满，大便溏而不爽，舌淡红苔黄腻，脉濡数。诊属湿热中阻。拟清热化湿。

处方：蒲公英 30g，佛手 12g，梅花 5g，浙贝母 12g，海螵蛸 15g，黄连 3g，吴茱萸 2g，薏苡仁 30g，白花蛇舌草 30g，半枝莲 30g。6 剂，水煎，日一剂两煎，分服。

3 月 23 日二诊：口苦粘腻减，胃脘胀满少，黄腻苔渐退，舌尖红，脉濡数。上方加丹参 30g。再进 7 剂，水煎，日一剂两煎，分服。

3 月 30 日三诊：口苦粘腻大减，胃脘不胀，大便转实，舌淡红苔薄黄而腻，脉濡。上方加香茶菜 20g。再进 7 剂，水煎，日一剂两煎，分服。

4 月 13 日来院复查，幽门螺杆菌阴性，口不苦，胃脘不胀，大便调。

按：本案患者，平素饮食不节，恣食肥甘厚味，酿成湿热，又不慎感染邪毒（幽门螺杆菌），进一步助湿酿热。湿热中阻，上犯于口，则口苦粘腻；下注于肠，则大便溏而不爽；湿热阻滞，气机不畅则胃脘胀满；舌苔脉象均为湿热之征。治以自拟"胃痛舒"清热化湿理气，加薏苡仁健脾化湿，用白花蛇舌草、半枝莲，清热解毒。

二诊舌尖红加丹参凉血活血。

三诊加香茶菜清热解毒，杀幽门螺杆菌。

本人体会：临床上如遇到腻苔反复不化，又有消化道症状的病人，要考虑是否有幽门螺杆菌感染。幽门螺杆菌感染率高，目前西医有规范化的杀灭幽门杆菌方案，但近年来抗药性逐渐增加，有效率逐渐减低，复发率逐渐增高。中医中药治疗幽门螺杆菌感染，也有一定的优势。一是改善症状快，二是复发率低。治疗一般用健脾化湿以治本，清热解毒以治标。根据临床症状及舌苔脉象的不同变化，或以治本为主，或以治标为主，或标本并治。但不管如何，一般待消化道症状缓解后，仍要巩固治疗。

胃脘痛（萎缩性胃炎）案 6

戴某某，女，68 岁。2021 年 11 月 25 日初诊：有萎缩性胃炎病史 5 年，胆囊切除史 2 年。平素上腭部黏膜烧灼样疼痛，夜间口干，胃脘胀满，或泛清水。刻诊：上腭部疼痛，胃脘胀满，口干，纳可，大便干，舌淡红，苔前剥根腻，右关脉大，左关弦。证属肝气犯胃兼湿热内阻。治拟疏肝理气和胃，清热化湿降浊。

处方：佛手 12g，吴茱萸 2g，梅花 5g，黄连 3g，浙贝母 12g，煅瓦楞子 30g，蒲公英 30g，北柴胡 5g，衢枳壳 15g，炒白芍 15g，甘草 5g，莪术 15g，制香附 10g，郁金 40g，牡蛎 40g（先煎），芦根 30g。6 剂，水煎，日一剂两煎，分服。

2021 年 12 月 8 日二诊：胃脘仍时有胀满，食后多作，偶反酸，夜间口干明显，大便 2~3 天一行，质调，舌淡红苔薄白，脉细。上方加麦冬 10g，石斛 15g。再进 7 剂，水煎，日一剂两煎，分服。

2021 年 12 月 20 日三诊：胃脘胀满已除，上腭部黏膜烧灼样痛减轻，夜间口干缓解，大便2~3天一行，质调，舌淡红苔薄白，右关脉大，左关弦。上方再进14剂，水煎，日一剂两煎，分服。

一个月后电话回访：病人诉上腭部黏膜烧灼样痛除，口不干，胃脘不胀。

按：本案患者为平素郁怒不解，疏泄失职，横逆犯胃，胃气阻滞，升降失常，故胃脘时有胀痛；肝郁犯脾，脾胃亏虚，则湿热内生；湿热浊邪上犯于口，灼伤黏膜，故口腔黏膜时有灼热样痛；湿热中阻，清阳不升，津不上承，故口干；舌苔前剥为阴液已伤；苔根腻为湿热内阻；脉弦主肝郁。治疗既要疏肝理气和胃，清热化湿，又要养阴生津。用柴胡疏肝散疏肝理气止痛（因无血瘀之象，故去川芎），加香附、郁金，增加疏肝理气之功；用佛手、梅花，理气和胃降逆，上二药性平不燥，理气不伤阴；黄连、吴茱萸，清热泻火制酸；浙贝母、煅瓦楞子，制酸降逆；蒲公英清热化湿消炎；芦根清热生津；牡蛎既有制酸止痛作用，也有益阴止渴作用。二诊以后加麦冬、石斛，养阴生津止渴。

胃脘痛（萎缩性胃炎）案7

余某某，男，57岁。2021年11月22日初诊：有糖尿病、冠心病，心脏支架植入术史，发现萎缩性胃炎半年。迭经中西药治疗，不效。刻诊：胃脘胀满，夜间多作，无嗳气，无反酸，纳可，便调，时有胸闷而痛，舌淡红苔薄黄，右关脉大，左关弦。证属肝气犯胃，湿热中阻。治拟疏肝理气，清热化湿。

处方：佛手12g，梅花5g，黄连3g，吴茱萸2g，蒲公英30g，浙贝母12g，煅瓦楞子30g，莪术15g，薏苡仁30g，北柴胡5g，衢枳壳12g，炒白芍15g，甘草5g，制香附10g，郁金12g，丹参30g。7剂，水煎，日一剂两煎，分服。

11月30日二诊：药后第3天，胃脘胀满开始缓解。现仍时有胸闷，活动后加重，舌脉同前。上方加：瓜蒌皮15g，薤白15g，姜半夏10g。再进7剂，水煎，日一剂两煎，分服。

12月8三诊：胃脘胀满未作，仍时有胸闷，活动后加重，舌脉同前。上方加桂枝。再进7剂，水煎，日一剂两煎，分服。

12月21日四诊，病人诉胃脘胀满已消失，无胸闷，舌淡红苔薄黄，右脉缓，左关弦。

处方：佛手12g，梅花5g，黄连3g，吴茱萸2g，蒲公英30g，浙贝母12g，煅瓦楞子30g，莪术15g，薏苡仁30g，北柴胡5g，炒白芍15g，甘草5g，丹参30g，瓜蒌皮15g，薤白15g，姜半夏10g，桂枝10g，酒当归10g，麸炒白术10g，茯苓15g。7剂，水煎，日一剂两煎，分服。

12月28日五诊：现一般情况下无腹胀、胸闷，活动后方有少许胸闷，舌淡红苔薄白，右脉缓左关弦。上方加降香10g，再进7剂，水煎，日一剂两煎，分服。

2022年1月4日六诊：无明显不适，舌脉同前，上方加猪苓15g，再进7剂，水煎，日一剂两煎，分服。

按：本案患者病情复杂，既有肝气犯胃，湿热中阻所致的胃脘胀痛，又有胸阳不振，痰阻气机所致的胸闷胸痛。初诊先用柴胡疏肝散加香附、郁金，疏肝理气和胃；用自拟的"胃痛舒"清热化湿；用丹参活血祛瘀止胸痛；薏苡仁健脾化湿；莪术行气活血，治胃黏膜萎缩。二诊胃脘胀满得以缓解，在原方基础上加通阳散结，祛痰宽胸药。三诊加桂枝温通经脉。四诊病人右关脉由大转缓，故用逍遥散换柴胡疏肝散，以疏肝健脾；加降香理气活血止痛，以治疗冠心病心绞痛。六诊加猪苓利水渗湿，预防萎缩性胃炎癌变。前后经50天左右治疗，病人萎缩性胃炎症状、冠心病症状都得到缓解。

胃脘痛（萎缩性胃炎）案8

许某某，男，80岁。2021年2月3日初诊：脘胁灼痛一年，胃镜提示慢性萎缩性胃炎。刻诊：脘胁灼痛伴纳呆口干，失眠，大便调，舌红苔剥，脉细弦。证属肝阴不足，胃阴亏耗。治拟滋养肝胃之阴，疏肝健脾消食。

处方：北沙参15g，酒当归10g，枸杞子15g，麦冬10g，石斛15g，佛手12g，梅花6g，山药25g，地黄10g，炒鸡内金10g，炒麦芽15g，炒谷芽15g，六神曲30g。7剂，水煎，日一剂两煎，分服。

2月10日二诊：脘胁灼痛已减，胃纳增，口干缓解，但仍纳呆，失眠，舌脉同前。上方加乌梅10g，大枣15g，龙骨30g（先煎），牡蛎30g（先煎），酸枣仁15g。再进14剂，水煎，日一剂两煎，分服。

2月22日三诊：脘胁灼痛继减，口不干，纳呆，失眠仍存，舌脉同前，上方加夜交藤15g，甘草5g。再进7剂，水煎，日一剂两煎，分服。

3月3日四诊，脘胁灼痛基本停止，胃纳已增，睡眠好转，舌红苔渐生，脉弦细。上方去夜交藤15g。再进7剂，水煎，日一剂两煎，分服。

半年后其女儿来院门诊。诉其父亲脘胁灼痛已除，胃纳一般，睡眠可。

按：本案患者素体阴虚，又年老体衰，加之肝气郁结，郁而化火伤阴。肝阴不足，胃阴亏耗，致脘胁灼痛，口干，舌红苔剥，脉细弦；胃阴不足，胃失濡养，纳食不化，故纳呆食少；肝经火旺，藏血受损，母病及子，心血不足，心神失养，故失眠。治疗用一贯煎滋养肝胃之阴。因川楝子性苦寒，恐其有苦燥伤阴之弊，故去川楝子。用佛手、梅花二味平和轻灵之品，疏肝理气和胃止痛；加山药既补脾气，又补胃阴；用鸡金、麦芽、谷芽、神曲健胃消食。

二诊加乌梅生津止渴；大枣健脾益胃；龙骨、牡蛎、酸枣仁安心神。

三诊加甘草补脾益气，夜交藤养心安神。

四诊睡眠已好转。因夜交藤对有些患者有肝脏毒性，故去夜交藤，仍以疏肝和胃，滋阴养心为法。

一贯煎出自《续名医类案》，是滋阴疏肝的代表方。方中生地滋阴养血，补益肝肾；沙参、麦冬、当归、杞子养肝血而柔肝；川楝子疏肝理气。诸药合用，肝体得养，肝气得疏，胸脘胁痛等症得除。其配伍特点是：在大队滋养肝肾阴血药中，少佐一味川楝子以疏肝理气，使滋阴养血而不遏滞气机，疏肝理气而不耗伤阴血。可用于慢性肝炎、慢性胃炎、胃及十二指肠溃疡、神经官能症等属阴虚气滞的患者。

（三）痞满案

痞满（萎缩性胃炎）案 1

胡某某，女性，62 岁。2021 年 6 月 1 日初诊。因胃脘胀满伴纳呆、口苦、嗳气 2 年就诊。患者胃脘胀满，食后更甚，口苦，大便 3~4 天一行，质调，舌淡红苔白腻，脉细。6 月 2 日江山市中医院胃镜提示慢性萎缩性胃炎。中医诊断痞满（肝郁脾虚型）。治疗拟疏肝健脾理气。

处方：党参 15g，茯苓 15g，炒白术 10g，陈皮 5g，砂仁 3g（后下），姜夏 10g，佛手 12g，梅花 5g，蒲公英 30g，川连 3g，吴萸 2g，香附 10g，甘草 3g。7 剂，水煎，日一剂两煎，分服。

药后病人诉胃脘胀满减，以原方加减继服 42 天，胃脘胀满除，纳增，便调。7 月 24 日衢州市第二人民医院胃镜检查提示慢性非萎缩性胃炎。

按：萎缩性胃炎是以胃黏膜上皮和腺体萎缩，黏膜变薄、黏膜肌层增厚及伴有肠腺化生，不典型增生为特征的慢性疾病。是消化系统常见的难治之病。多与饮食不洁、精神过度紧张、幽门螺杆菌感染、滥用非甾体抗炎药、免疫遗传等多种因素有关。其临床表现多为胃脘胀闷、胁肋胀痛。中医属"痞满""胃脘痛"等范畴。

《类证治裁》曰："脾不能行气于肺胃，结而外散，则为痞"。《黄帝内经》曰："浊气在上则生胀，而痞满由生。"从临床症状分析，萎缩性胃炎的病位在胃，涉及肝脾两脏；病机多为肝郁气滞，肝胆犯脾；病情多虚实并见，正虚多为脾胃虚弱，邪实多为肝气犯胃，瘀血阻络，湿热内蕴；病初在经属气，多有肝郁气滞之征；病久入络属血，多有血络瘀阻之征。

目前国内外对本病的治疗尚无好的方法。中医治疗本病有一定的优势。我们认为，萎缩性胃炎本虽虚而不可全补，标虽实而不可全攻，当以恢复脾胃的纳化功能，升清降浊，使"纳""化"有权为目的。正如《医学正传.痞满》所说："故心下痞，宜升胃气，以血药兼之。若全用利气之药导之，则痞尤甚。痞而下之，气愈下降，必变为中满胀，皆非治。"临床上常扶正祛邪相结合，理气活血相兼顾，升清降浊相呼应。

本患者脘胀，嗳气为肝气不疏，纳呆、口苦为脾虚有湿，用香砂六君丸健脾化湿，用佛手、梅花、香附疏肝理气，左金丸泻火疏肝，蒲公英清热化湿，全方补泻结合，临床应用效果良好。

痞满案 2

何某某，男性，54 岁。因 ca72-4 反复升高 4 年，于 2019 年 11 月 28 日初诊。刻诊：胃脘胀满，神疲乏力，纳呆反酸，大便溏烂，舌淡红苔白腻，脉细弦。2019 年 11 月外院化验 ca72-4：280u/mL，诊断为胃痞（肝郁脾虚湿阻），给疏肝理气，健脾化湿治疗。

处方：蒲公英 30g，佛手 12g，梅花 5g，黄连 3g，吴茱萸 2g，薏苡仁 30g，党参 15g，麸炒白术 10g，茯苓 15g，砂仁 5g 后下，桔梗 5g，山药 30g，扁豆衣 12g，陈皮 5g，浙贝母 15g，海螵蛸 20g。12 剂，水煎，日一剂两煎，分服。

上方加减服药 3 周，胃脘胀满渐除，精神振，胃纳增，大便调，腻苔逐化，2019 年 12 月 18 日化验 ca72-4：188.4/mL。

按：本案患者因工作烦劳致肝气郁结，肝郁不疏，肝气犯脾，致脾气亏虚，加上嗜食烟酒，湿浊内阻，终致肝郁脾虚，湿浊内停。肝郁脾虚则胃脘胀满，神疲乏力；湿浊内停则纳呆，便溏，苔腻，肿瘤指标物升高。用佛手、梅花，疏肝理气；左金丸泻肝火而止酸；蒲公英清热化湿；参苓白术散中的党参，茯苓、白术、甘草、扁豆、米仁，甘温健脾阳；芡实、山药，甘平滋脾阴；并以陈皮、桔梗、砂仁调理脾胃。三周后肝郁渐解，脾运渐健，湿浊渐除，故诸症渐消，ca72-4 下降。

（四）湿阻案

毛某某，男，46岁。2019年6月10日初诊：口苦、口臭3年。刻诊：口苦、口臭，因而羞于同他人说话，胃纳可，大便调，舌质偏红苔黄腻，脉弦滑。证属中焦湿热。拟清化湿热。

处方：蒲公英30g，浙贝母15g，海螵蛸30g，佛手15g，黄连3g，吴茱萸2g，梅花5g，衢枳壳15g，赤芍15g，广藿香8g，佩兰8g，六神曲15g。7剂，水煎，日一剂两煎，分服。

6月17日：二诊，诉口臭、口苦减，舌脉同前。

处方：蒲公英30g，浙贝母15g，海螵蛸30g，佛手15g，黄连3g，吴茱萸2g，梅花5g，广藿香8g，六神曲15g，荷叶15g，炒苍术10g。7剂，水煎，日一剂两煎，分服。

1月后电话回访，病人已无口苦、口臭。

按：口苦、口臭的患者临证上多见，多数伴有胃脘部不适症状，但也有患者仅见口苦、口臭，余无明显不适。病因多与中焦湿热，饮食积滞有关。中医治疗多用清热化湿或消食导滞法，或两者相结合运用。本案患者以湿热阻于中焦为主，也兼有食积。治疗以佛手、梅花、黄连、吴茱萸、蒲公英清热化湿理气降逆为主；浙贝、海螵蛸制酸保护胃黏膜；时值夏天，用藿香、佩兰芳香化湿，枳壳理气降逆；六神曲消食导滞。二诊加荷叶清暑化湿升发清阳，苍术燥湿健脾。总之，口苦、口臭症状临证多见。本人体会，治疗以清湿热，化食滞，降胃气为主。

（五）腹痛案

周某某，女，28岁。2021年5月18日初诊：左下腹痛3月。刻诊：左下腹疼痛，时作时止，大便日行1次，质溏而粘，舌淡红苔黄腻，脉滑数。证属湿热内蕴肠中，气机不通。治拟清热化湿，理气导滞。

处方：黄连12g，炒黄芩15g，葛根30g，生姜6g，厚朴10g，衢枳壳12g，地锦草30g，制大黄3g，荠菜花30g，薏苡仁30g，大血藤30g。5剂，水煎，日一剂两煎，分服。

5月24日二诊：腹痛已减，大便质溏，排便已畅，舌淡红苔薄腻，脉滑数，上方加土茯苓30g，再进7剂，水煎，日一剂两煎，分服。

2周后电话回访，诉药后腹痛已止，大便转实，日行一次。

按：本案患者为腹痛。其病因病机为患者平素嗜食辛辣厚味，助湿生热，内蕴于肠中，阻滞气机，气机不畅致左下腹痛；湿性黏滞，故大便溏烂质粘，排便不畅；舌脉为湿热内阻之象。治疗拟清热化湿，理气导滞为法。用葛根芩连汤合小承气汤。葛根芩连汤原治表证未解，误用攻下，虚其里气，以致表热内陷阳明而下利不止的"协热下利"证。但临床上对于热泻、热痢，不论有无表证，皆可用之。在本案中，黄连、黄芩，清热燥湿；葛根升发脾胃清阳之气而止下利。小承气汤主治阳明腑实证，枳壳、厚朴用量较大，大黄量轻。本案中，制大黄仅用3g，清热泻火导滞，是通因通用之法；厚朴10g，枳壳12g，行气导滞，消胀除满；地锦草、荠菜花，清热解毒化湿；米仁健脾化湿。全方清热化湿为主，理气导滞为辅。湿热清则大便实，腑气通则腹痛止。

（六）泄泻案

泄泻案1

吴某某，男性，44岁。2009年7月14日初诊。因时有腹痛、泄泻9年就诊。9年前开始出现腹痛泄泻，晨起多作。症状时轻时重，稍进油腻或寒凉之品则大便次数增多，迁延反复。平时大便溏烂，夹有不消化食物，伴神疲乏力，纳差食少。曾在多家医院就诊，疗效一直不满意。

2天前，同朋友聚餐，喝啤酒两杯，腹痛泄泻症状加重，大便秽臭。舌质淡胖，边有齿痕，苔黄腻，脉细。此为泄泻，证属脾肾阳虚，又有肠道湿热。治拟温运脾肾又清热化湿。

处方：淡附片 10g，淡干姜 3g，炒苍白术各 12g，茯苓 15g，党参 10g，陈皮 5g，姜夏 10g，淡吴萸 3g，补骨脂 10g，浙贝 10g，海螵蛸 30g，神曲 15g，川连 5g，马齿苋 20g。5 剂，水煎，日一剂两煎，分服。

药后泄泻、腹痛逐渐停止，7 月 20 日复诊，腹痛已停止，大便日行 1~2 次，质溏，上方加：防风 5g，肉豆蔻 6g。再进 5 剂，水煎，日一剂两煎，分服。以后大便逐渐转实，嘱以附子理中丸善后。随访 3 月，腹痛泄泻基本未发。

按：本案患者脾肾阳虚，命门火衰，不能温煦脾土，脾运失司，清晨阳气未振，阴寒较盛，故见晨起腹痛泄泻；脾虚不能腐熟水谷，故大便夹有不消化食物；脾虚则油腻之物更不易消化，故稍进油腻则便次增多；脾肾亏虚，运化失司，则纳呆食少，神疲乏力；脾肾亏虚之体，饮酒过多，致湿热蕴积于脾胃、肠道，则腹痛泄泻加重，大便臭秽，苔黄腻；舌质淡胖，脉细为脾肾亏虚之象。

本案病情复杂，为脾肾阳虚之体质，又夹有湿热。拟温运脾肾为主，但又必须佐以清化湿热。必须注意的是，本案脾肾阳虚是矛盾的主要方面，虽有湿热夹滞，但湿热又不很明显，故治疗必须始终抓住温运脾肾，方能有效。

泄泻案 2

梁某某，男，29 岁。2020 年 7 月 6 初诊：泄泻已 10 年。刻诊：大便日行 3~4 次，质薄而溏，伴脐周胀痛，泻后痛减，或有神疲乏力，纳呆，舌质胖大苔薄腻，脉弦细，证属脾虚湿阻，肝郁气滞，治以健脾化湿为主，兼以疏肝理气。

处方：党参 20g，茯苓 15g，麸炒白术 10g，麸炒薏苡仁 30g，甘草 4g，桔梗 5g，山药 25g，扁豆衣 12g，陈皮 5g，芡实 12g，砂仁 3g（后下），木香 5g，黄连 5g，干姜 5g，炒白芍 15g，防风 6g。7 剂，水煎，日一剂两煎，分服。

7 月 13 日二诊：大便已一天 2~3 行，质溏，腹痛趋缓，舌脉同前。上方加地锦草 30g，荠菜花 30g。再进 7 剂，水煎，日一剂两煎，分服。

7月20日三诊：大便已转实，日行1~2次，无腹痛，舌淡红苔薄白，脉缓而有力。上方再进7剂，水煎，日一剂两煎，分服。

按：本案患者平素饮食不节，劳倦过度损伤脾胃，脾虚湿阻，清阳不升，水谷不化，清浊混杂而下故大便溏烂，便次增多；脾气亏虚则神疲乏力；脾虚运化失司，故纳呆食少；忧思恼怒，肝气郁结，气滞不畅，故腹痛，泻后气机转畅，故泻后痛减；舌苔，脉象为脾气亏虚，肝气郁结，湿浊内阻之象。

处方用参苓白术散合痛泻要方、香连丸化裁。其中参苓白术散益气健脾化湿，痛泻要方抑肝扶脾止痛，香连丸清热燥湿，行气化滞。加干姜，温中散寒，健运扶阳，与黄连配合，寒热并用，对脾虚湿阻而致的泄泻疗效较好。

二诊、三诊加地锦草、荠菜花二药，清热解毒利湿。

参苓白术散原载于《太平惠民和剂局方》，专为脾虚夹湿证而设。方中党参、白术、茯苓、白扁豆、米仁益气健脾渗湿；山药、莲子肉健脾益气，兼能泄泻；砂仁和胃健脾，行气化滞；桔梗宣肺利气，以通调水道，又能载药上行，以益肺气；甘草健脾和中。诸药合用，补其中气，渗其湿浊，行其气滞，恢复脾胃受纳与健运之职。临床中常用芡实代莲子肉。大便稀用扁豆衣，大便实用扁豆。如脾虚夹有湿热积滞，可加山楂、麦芽、神曲、黄连、豆蔻等，是谓资生丸。如夹有腹胀腹痛，泻后痛减之肝郁气滞之象，可合用痛泻要方。湿阻气机，壅滞不畅，脘腹胀满明显者可合用香连丸行气化湿。痰湿甚而泛恶，咳痰多者，可加半夏燥湿化痰。

三、心系病证

（一）胸痹案

周某某，男性，63岁。2008年11月24日初诊。因胸痛时作3年就诊。患者有高血压、冠心病、糖尿病病史，自行皮下注射胰岛素，口服降压药，并植入了"冠脉支架"。自诉常胸痛隐隐，时作时休，动则气促、心悸、气息低微，或有头晕耳鸣，腰膝酸软，舌质紫苔腻，脉细。查体：体型肥胖。此为胸痹，是由气血不足，肾精亏损，痰浊瘀血留踞胸中而致。拟心肾同补，化痰祛瘀通络。

处方：淡附片90g（先煎），生晒参100g（另煎），铁皮石斛300g（另煎），生地黄200g，陈皮60g，砂仁40g（后下），姜半夏60g，瓜蒌皮100g，山药250g，萸肉200g，炙黄芪200g，当归120g，丹参250g，枳壳200g，茯苓200g，桂枝90g，公丁香30g，丹皮100g。1料，水煎浓缩。加入川贝粉60g，鹿角胶200g，龟甲胶200g，木糖醇500g，黄酒一斤，收膏备用。早、晚各一汤匙，开水冲服，感冒、腹泻停服。

药后诸症逐渐减轻，胸痛发作间隔时间拉长。2009年12月2日又来院就诊，要求再进一料。

按：该病人病延日久，耗伤心气，心气不足，气血运行不畅，痹阻心脉，故见胸闷且痛；动则气促、心悸、气息低微，是心气不足之象；病久肝肾亏损，故见头晕耳鸣、腰膝酸软；气虚日久，痰瘀内阻，故见形体肥胖，舌质紫苔腻，脉细。本案病情复杂，本虚标实，邪正相兼，拟用膏方，心肾同补，化痰祛瘀通络同用，方能有效。

（二）失眠案

失眠案 1

许某，女，53 岁。2021 年 2 月 10 日初诊：入睡困难 20 余年。刻诊：入睡困难，每晚睡 3 至 4 小时，伴心烦惊恐，胃纳可，大便干，舌红少苔，脉弦细。证属阴虚内热，热扰心神。治以滋阴清热，养心安神。

处方：酸枣仁 30g，黄连 5g，龙骨 30g（先煎），牡蛎 30g（先煎），珍珠母 30g（先煎），丹参 30g，夜交藤 15g，阿胶 10g（烊冲），鸡子黄 1 枚（搅冲）。14 剂，水煎，日一剂两煎，分服。

10 天后电话回访，患者诉药后睡眠改善，大便转软，七剂后每晚已能睡 5 至 6 小时。

按：本案患者是阴虚火旺，用黄连阿胶汤育阴清热。加炒枣仁、夜交藤、丹参，养血安神；加龙骨、牡蛎、珍珠母，镇惊安神。黄连阿胶汤原治：少阴病，得之二三日以上，心中烦，不得卧。临床辨证要点是心烦、失眠。方中黄连、黄芩清心火，除烦热；阿胶、芍药、鸡子黄滋肾阴，养营血，安心神。如是心肾得交，水火既济，则心烦不得卧等证自愈。

失眠案 2

吴某某，男，53 岁。2020 年 3 月 18 日初诊：失眠已 2 年。刻诊：失眠，梦多易醒，平时心情烦躁，纳可，便调，舌淡红苔薄白，右关脉缓，左关弦。证属肝郁脾虚，治拟疏肝健脾，镇惊安神。

处方：酒当归 10g，炒白芍 12g，茯苓 15g，麸炒白术 10g，北柴胡 5g，甘草 5g，龙骨 30g（先煎），牡蛎 30g（先煎），夜交藤 30g，合欢皮 20g，酸枣仁 20g。7 剂，水煎，日一剂两煎，分服。

3 月 24 日二诊：睡眠改善，心情也较前平复，夜尿频多，舌淡红苔薄白，右关脉缓，左关弦。上方加益智仁 12g。再进 6 剂，水煎，日一剂两煎，分服。

4月1日三诊：睡眠基本正常，梦不多，仍夜尿多，舌淡红苔薄白，两脉和缓，上方加芡实10g，山药25g。再进7剂，水煎，日一剂两煎，分服。

4月17日患者陪其母亲来院就诊，诉其本人睡眠已正常，心情平静。

按：失眠是常见病，多发病。本案患者因平素情志不畅致脾气郁结，肝体失于柔和，以致肝郁血虚，血不养心则失眠多梦，心情急躁；肝郁犯脾，脾气亏虚，脾虚则右关脉缓，肝郁则左关脉弦；肝血亏虚，脾气不足，日久肾气亏虚，则夜尿频多。治疗以逍遥散疏肝健脾为主，以龙骨、牡蛎、夜交藤、酸枣仁镇惊安神，养血安神为辅。如此标本兼治，则睡眠安，心情趋于平静。二诊、三诊因夜尿频多，加益智仁、芡实、山药，益肾固摄。

逍遥散组方以当归、芍药养肝柔肝为君，以白术、茯苓健脾祛湿为臣药，柴胡疏肝解郁为佐药，也是引经药，炙甘草益气和中，其味甘，也能缓肝之急，生姜和胃，薄荷疏散肝经郁热，均为佐药。全方养肝血，疏肝郁，健脾运，肝脾同治，气血兼顾，是调和肝脾之名方。临床常见久郁生热，肝胆火旺，脉弦细而数，当加丹皮、焦山栀以增强清肝热之功；若郁火伤阴明显，可赤白芍合用，以增强养阴清热之功。气郁甚者，可加佛手、梅花、代代花等疏肝理气又不伤阴之品；若郁火伤阴，口干，消渴者，可加天花粉、生地、石斛以养阴生津；夜寐不宁者，加酸枣仁、夜交藤、合欢花以养血安神；若女性悲伤欲哭，数欠伸，神志恍惚者，常合用甘麦大枣汤以缓肝之急兼益心脾；若肝火循经下注，症见小便淋漓涩痛者，可合用当归贝母苦参丸；肝火犯胃者，常加左金丸，以清肝泻火。

四、肝胆病证

（一）头痛案

头痛案 1

王某某，男，46岁。2019年12月19日初诊：右耳后抽掣样疼痛伴口苦20天。刻诊：右耳后抽掣样疼痛，伴心烦口苦，口臭，纳呆，便溏，舌质淡红边有瘀斑，苔黄腻，脉弦滑。证属痰火瘀内阻。治拟清热化痰祛瘀。

处方：黄连3g，广藿香8g，衢枳壳15g，姜竹茹10g，茯苓15g，法半夏10g，陈皮10g，甘草3g，鸡血藤30g，酒当归10g，川芎5g，赤芍15g，制元胡20g。6剂，水煎，日一剂两煎，分服。

12月25日二诊：诉头痛明显缓解，口苦仍然，舌脉同前，上方加炒黄芩15g。再进7剂，水煎，日一剂两煎，分服。

2020年1月2日三诊：头痛基本停止，口苦口臭减轻，舌淡红，瘀斑已不明显，苔薄腻，脉弦。上方去黄芩，加丹参30g。再进7剂，水煎，日一剂两煎，分服。

按：本案患者嗜食肥甘厚味，助湿生痰，痰湿郁久化热，致痰火内阻；痰瘀同源，痰火日久不化则致血瘀。痰瘀内阻，清阳不升；或痰火上扰，均可致头痛。痰火内阻，故口苦，口臭；舌脉为痰火，瘀血内阻之象。治疗用黄连温胆汤清火化痰除烦，用四物汤活血化瘀，加藿香化湿除口臭，加制元胡活血化瘀止痛。

二诊头痛虽已缓解，但口苦明显，加黄芩清肝胆湿热。

三诊加丹参，增强养血凉血活血之功。

本案用药特点是痰、火、瘀同治。用二陈汤祛痰除湿；用竹茹、枳壳清热祛痰行气；用黄连清火；用川芎，赤芍、当归以活血化瘀。其中川芎活血行气，祛风止痛，为治头痛要药；赤芍酸寒，凉血清肝，活血祛瘀。

头痛案 2

邵某某，女，52 岁。2020 年 3 月 23 日初诊：偏头痛 2 年。刻诊：右太阳穴处头痛时作，发作时头痛剧烈，有搏动感，每发持续 4~72 小时，伴恶心呕吐，大便调，舌质偏红边有瘀斑，脉细涩。证属血瘀头痛。治拟养血活血，化瘀止痛。

处方：酒当归 10g，川芎 20g，炒白芍 12g，地黄 12g，荆芥 5g，防风 5g，蜈蚣粉 1.2g（研吞），全蝎 1.2g（研吞）。6 剂，水煎，日一剂两煎，分服。

3 月 16 日二诊：药后头痛发作次数减少，持续时间缩短，舌脉同前。上方加杞子 10g，菊花 10g，再进 7 剂，水煎，日一剂两煎，分服。

4 月 20 日来院，诉药后头痛停止，已近一月未发作。

按：本案患者血虚血瘀，致气血不能上荣头目，故头痛时作；颞侧头痛，多于肝经有关；肝胆疏泄不利，胃气上逆则恶心呕吐；舌质偏红脉细，为阴血亏虚之征；舌边有瘀斑，脉涩为瘀血内阻之象。用四物汤养血活血祛瘀；血虚生风，故用荆芥、防风祛风止痛。本病反复发作，病程长，加全虫、蜈蚣搜风通络止痛。二诊加杞子、菊花养肝明目。临床上须注意，川芎作为治头痛要药，量要大，一般每剂用 20~30g。同时，血虚头痛一般都夹有风邪，所谓"头痛非风不到"，既要养血，也要祛风。

头痛案 3

谢某某，女，58 岁。2021 年 11 月 26 日初诊；头顶部畏风疼痛一年。头痛，夜间明显，畏风怕冷，夏天也必须戴帽子才能睡觉。刻诊：头痛、畏风，舌淡红苔白腻，脉弦滑。证属肝寒犯胃，浊阴上犯。治拟温中补虚，化痰降逆。

处方：吴茱萸 6g，党参 15g，大枣 15g，干姜 6g，藁本 15g，姜半夏

10g，陈皮5g，茯苓15g，麸炒白术10g，天麻6g，甘草5g，桂枝10g。5剂，水煎，日一剂两煎，分服。

2021年12月1日二诊：头痛畏风已去大半，舌淡红苔白腻，脉弦，上方再进5剂，水煎，日一剂两煎，分服。

2021年12月5日三诊：诉头痛基本停止，睡眠已正常，舌淡红苔白腻，脉弦滑。上方再进7剂，水煎，日一剂两煎，分服。

按：本案病例为肝寒犯胃，浊阴上逆而致的厥阴头痛。肝经与督脉会于巅顶，阴寒随经上逆，清阳被扰，故见头痛，以巅顶为主；寒邪浊阴上犯于头部，故头部畏寒畏风明显；苔腻，脉滑主痰湿，脉弦主肝主风。其主要病机为中寒，痰浊夹肝风上犯巅顶。治疗用吴茱萸汤温中降逆，半夏白术天麻汤燥湿化痰，平肝息风，加桂枝温通阳气，平冲降逆；藁本气香雄烈，上行巅顶，能祛风散寒，尤善治巅顶头痛。

吴茱萸汤出自《伤寒论》，《伤寒论》中吴茱萸汤证凡三见：一为阳明"食谷欲呕"（243条），由胃中虚冷，寒浊上逆所致；一为少阴"吐利，手足逆冷，烦躁欲死"（309条），由中阳不足，阴寒犯胃所致；一为厥阴"干呕，吐涎沫，头痛"（377条），由肝寒犯胃，浊阴上逆所致。三条临床表现虽不尽相同，但阴寒内盛，胃气不降，浊阴上逆的病机是一致的，故可异病同治，均以吴茱萸汤治之。方中吴茱萸味辛性热，既可温胃止呕，又可温肝降逆，也可温肾以止吐利；生姜温胃散寒，降逆止呕；党参补脾益气，以复中虚；大枣益气补脾，调和诸药。

半夏白术天麻汤是为风痰眩晕而设，但临床上只要是痰浊与肝风所致，不管是头晕还是头痛，治疗效果都是很好的。方中半夏燥湿化痰，降逆止呕；天麻平肝息风，而止头痛；白术健脾燥湿；茯苓健脾渗湿；陈皮理气化痰；甘草调药和中。

头痛案4

周某某，女，66岁。2018年11月8日初诊：头顶部头皮抽紧样疼痛半月。刻诊：头顶部疼痛，胃纳可，大便调，舌淡红苔薄腻，右关脉虚大，左关弦。证属中气下陷，清阳不升。治拟补中益气升阳。

处方：党参20g，茯苓15g，麸炒白术10g，酒当归10g，陈皮5g，黄芪30g，升麻6g，北柴胡6g，炙甘草5g，仙鹤草40g，大枣15g，炒鸡内金10g，薏苡仁30g。7剂，水煎，日一剂两煎，分服。

2018年11月14日复诊：头痛已去大半，胃纳增，大便调，舌淡红苔薄腻，右关脉虚大，左关缓。上方去柴胡，加煨葛根15g，川芎20g，蔓荆子10g，姜半夏10g。再进8剂，水煎，日一剂两煎，分服。

10天电话回访：头痛已愈。2022年1月因甲状腺疾病来院就诊，诉头痛至今未发。

按：本案病例为劳伤过度加上饮食不节，损伤脾胃，中气亏虚，清阳不升，脑失所养，故头痛；脾胃亏虚，则纳呆；舌脉为中气下陷之征。治疗用补中益气汤补中益气升阳；仙鹤草合大枣能补虚治脱力；炒鸡内金合大枣健脾开胃；米仁健脾化湿。二诊胃纳已增，故去鸡内金，左关脉缓，故去柴胡加葛根，加强升清阳之气之功；加姜半夏化痰。川芎、蔓荆子为治头痛要药，在此能活血止痛，李东垣在补中益气汤方后加减中曰"如头痛，加蔓荆子二分或三分，如痛甚者，加川芎二分"；气血亏虚之头痛，一般以头痛隐隐，病势绵绵为特征。本案头痛明显，以头皮紧缩感为特征，似于虚证头痛不符，但切其脉，右关脉虚大。临床凭脉舍症，仍以补中益气汤益气升阳为法，取得了很好的疗效。

头痛案5

姜某某，女，70岁。2021年4月8日初诊：巅顶部空痛、刺痛50年。刻诊：巅顶部空痛、刺痛，常自汗出，或有倦怠乏力，纳可便调，右关脉虚大，左关弦。证属中气亏虚。治拟补中益气。

处方：党参25g，甘草5g，麸炒白术10g，酒当归10g，陈皮5g，黄芪30g，升麻5g，柴胡5g，蔓荆子15g，藁本10g，川芎20g，牡蛎40g（先煎）。6剂，水煎，日一剂两煎，分服。

4月14日二诊：头痛已去大半，仍时有刺痛，泛吐涎沫，舌脉同前，上方合吴茱萸汤治之。

处方：党参25g，甘草5g，麸炒白术10g，酒当归10g，陈皮5g，黄芪30g，升麻5g，蔓荆子15g，藁本10g，川芎20g，牡蛎40g，北柴胡5g，吴茱萸6g，干姜3g。5剂，水煎，日一剂两煎，分服。

二周后电话回访，诉50年头痛已除，吐涎沫已止。

按：本案患者禀赋不足，又劳倦过度，致中气亏虚，清阳不升，脑失所养，故头顶部空痛、刺痛；中气不足，则倦怠乏力；气虚不能固表，故自汗出；中虚浊阴上逆，故时吐涎沫；右关脉虚大，左关弦为中气亏虚之征。治以补中益气汤补中益气。加川芎、蔓荆子活血止痛；加藁本，祛风散寒专治巅顶头痛；煅牡蛎固涩止汗。二诊头痛虽缓，但吐涎沫明显，合吴茱萸汤温中补虚，降逆止呕。其中吴茱萸味辛性热，温肝降逆；干姜温胃散寒，降逆止呕。临床如出现头痛伴头面不耐寒证，是中气不足进而出现脾阳亏虚，拟用附子理中丸先温中阳，再用升麻汤加附子，上行温达经络，药如黄芪、党参、炙甘草、葛根、升麻、白芷、制附子、益智仁、草豆蔻等。

补中益气汤出自《脾胃论》卷中"饮食劳倦所伤始为热中论"。是李东垣根据《黄帝内经·素问·至真要大论》"损者益之"，"劳者温之"之旨而制定的补气升阳，甘温除热的代表方。补中益气汤证的临床典型表现有，气短不足以息，倦怠发热，手足心热，时伴虚烦，手足似无处安放，而平时躯体又有畏寒感觉，腹胀，食后即大便，流涎或尿失禁，舌淡胖大，右脉虚大无力。如舌边红，肝旺者，可去当归加焦山栀。

头痛案6

冯某某，女，49岁。2021年5月19日初诊：枕部胀重痛时作2年。刻诊：枕部胀痛、胀重感时作，伴心悸、神疲、纳呆，两膝关节酸胀，舌淡红苔薄白，脉细。证属气血不足，心脾两虚，兼肝风上扰。治拟益气养血，平肝祛风。

处方：麸炒白术10g，党参15g，黄芪30g，酒当归10g，炙甘草10g，茯苓15g，龙骨30g（先煎），牡蛎30g（先煎），鸡血藤30g，葛根30g，桑叶10g，白菊花12g，钩藤20g（后下），天麻6g。7剂，水煎，日一剂两煎，分服。

5月26日二诊：头胀头痛已去大半，心悸减，舌脉同前，上方再进7剂，水煎，日一剂两煎，分服。

一月后电话回访，病人诉头痛已除，无心悸。

按：本案患者劳心思虑太过，伤及心脾，使气血不足。血虚无以养肝，肝风上扰，故头胀头痛；血虚，心失血养，故心悸；脾气亏虚，故纳呆神疲；气血不足，故两膝酸胀；舌淡红苔薄白，脉细，均为气血虚少之证。用归脾汤补益气血，健脾养心。方中黄芪、党参、白术、茯苓补脾益气；当归养血补心；加桑叶、菊花、天麻、钩藤四药平肝祛风止头痛。加鸡血藤养血活血；加龙骨、牡蛎镇惊安神；用葛根善达诸阳经，而阳明为最，专治颈项不适，在此有引经作用。

气血虚弱所致头痛，一般以益气养血为主，代表方为八珍汤。但临床上往往有以气虚为主，或血虚为主之分。以气虚为主，一般头痛不剧烈，病势绵绵，以上午多作，伴心烦乏力，舌淡红苔薄白，右脉虚大，左关缓，用补中益气为主。以血虚为主者，一般头痛头胀，下午多作，舌质偏红苔薄白，脉细，用四物汤化裁，养血活血为主。须强调的是，血虚头痛一般都有兼风夹瘀的证候，或有肝风上扰的情况，治疗拟养血活血，平肝祛风同用。

（二）眩晕案

王某某，男性，79岁。因头晕伴失眠多梦1月余，于2018年5月23日就诊。患者为丧偶再婚。1月余前从外地到江山，住现妻子原宿舍。常出现头晕、心悸恐惧，失眠，常梦见被现妻子原丈夫追杀，舌质红边有瘀斑，苔黄腻，右关脉大，左关弦。证属痰热瘀内阻，肝风上扰。治拟清热化痰祛瘀，平肝息风。

处方：冬桑叶10g，钩藤20g（后下），杭白菊12g，天麻6g，炒枳壳

12g，炒竹茹 10g，茯苓 15g，陈皮 5g，姜半夏 10g，生甘草 5g，炙远志 5g，石菖蒲 10g，当归 10g，赤芍 15g，川芎 6g，生地 15g，丹参 20g。6 剂，水煎，日一剂两煎，分服。

一周后复诊，诉头晕明显缓解，心悸除，睡眠改善，舌质红，腻苔逐渐减退。左关小弦。上方加川牛膝 12g，再服 7 剂，水煎，日一剂两煎，分服。

一月后其妻来院，诉患者药后诸症渐缓。现头不晕，睡眠可。

按：本案为文艺工作者，平素应酬多，又嗜食烟酒与肥甘厚味，脾失健运，痰浊内生，痰浊中阻，清阳不升，浊阴不降，痰浊蒙蔽清阳，故头晕；痰蒙心窍，故失眠多梦心悸；阴虚之体，痰郁日久，郁而化火，故舌质红苔黄而腻；年老体衰，肝血亏虚，血虚生风，肝风上扰，加重头晕；左关脉弦，乃为肝血亏虚，肝经有风有火；右关脉大，为脾胃阳气过盛；瘀血内阻，故舌边有瘀斑。治疗用连建伟教授的"息风汤"化裁。方中冬桑叶、白菊花、钩藤、天麻，平肝息风。其中天麻，既息肝风，又平肝阳，为治眩晕之要药；钩藤，清肝火，平肝阳；冬桑叶，清肝火，平肝风；菊花，平肝息风。炒枳壳、炒竹茹、茯苓、陈皮、姜半夏、生甘草六味药，组成温胆汤，理气化痰除烦。用四物汤加丹参养血活血祛瘀。用远志、石菖蒲祛痰开窍，安神定志。诸药合用，达到平肝息风，清火化痰，养血活血，安神定志之作用。复诊加川牛膝，取其活血之功也。

（三）耳鸣案

黄某某，女，66 岁。2018 年 1 月 8 日初诊：耳鸣 1 月。刻诊：耳鸣，头晕，每遇情绪波动，心情不舒，烦恼时加重，睡眠不佳，舌淡红苔薄白而干，脉细弦。证属肝血亏虚，肝阳上亢。治拟养血安神，平肝息风。

处方：桑叶 12g，菊花 12g，天麻 5g，钩藤 15g，当归 10g，赤芍 12g，川芎 5g，夜交藤 40g，龙骨 30g（先煎），蜜远志肉 5g，合欢皮 10g，煅磁石 30g（先煎），茯神木 15g，太子参 15g。7 剂，水煎，日一剂两煎，分服。

1月15日二诊：耳鸣稍缓，头晕已减，睡眠改善，舌脉同前，上方去赤芍加白芍12g，再进7剂，水煎，日一剂两煎，分服。

1周后来院，诉药后耳鸣停止，头不晕，睡眠可。

按：本案患者年迈体衰，肝血不足，血不养肝，肝风内动，上扰清窍故耳鸣头晕；阴血不足，血不养心，则夜寐不安；舌淡红苔薄白而干为肝血阴津不足之象，脉弦主肝，脉细主虚。治以养血以平肝，镇惊以安神。用当归、川芎、赤芍以养血；桑叶、菊花、天麻、钩藤以平肝息风；用太子参益气生津；用夜交藤、龙骨、煅磁石等养心镇惊安神。

二诊因考虑患者血热不明显，故用养血敛阴作用强的白芍代替清热凉血的赤芍。

本案用药特点：一是养血活血药配平肝息风药，以养肝血治本，以平肝风治标，标本结合。二是平肝息风中，选用兼有清肺作用之桑叶、菊花，以五行关系中的"金克木"增强平肝息风的效果。

耳鸣在临床上比较常见，大部分病人治疗效果不好，特别是病程大于1年的病人。中医治疗常分下列四型，一是肝火上扰型，用龙胆泻肝汤化裁；二是痰火郁结型，用温胆物化裁；三是肾精亏损型，用耳聋左磁丸化裁；四是中气亏虚型，用益气聪明汤化裁。但临床所见，常虚实相兼，拟扶正祛邪，权衡用之。

（四）多发性抽动症案

徐某某，女，58岁。2019年5月20日初诊：眼眶肌肉抽动一年。刻诊：眼眶肌肉抽动，伴耳鸣，纳便正常，舌质偏红苔薄腻，右脉缓左关弦。属血虚风动。治拟养血清热，化痰祛风。

处方：酒当归10g，炒白芍15g，地黄15g，川芎15g，丹参30g，煅磁石40g（先煎），桑叶10g，菊花12g，天麻6g，钩藤20g（后下），白蒺藜15g，姜半夏10g，陈皮10g，茯苓15g，荷叶12g。7剂，水煎，日一剂两煎，分服。

5月27日复诊：眼眶肌肉抽动明显缓解，上方去荷叶。再进7剂，水煎，日一剂两煎，分服。

半月后电话回访，眼眶肌肉抽动已停止

按：本案患者眼眶肌肉抽动，属多发性抽动症范畴。多发性抽动症，以面部、四肢、躯干部肌肉不自主抽动或伴喉部异常发音为特征。本病儿童多见，其病机多与风、痰、瘀、虚相关。浙江省中医院宣桂琪[1]教授临床常分下列8型证治。

外感型——疏风、清热、解毒——银翘散加味

肝亢风动型——泻青丸和龙胆泻肝汤加减

痰火扰神型——清火涤痰，平肝安神——礞石滚痰丸和涤痰汤加味

阴虚风动型——滋水涵木，降火熄风——三甲复脉汤

瘀血内阻型——活血祛瘀，平肝祛风——通窍活血汤

脾虚肝亢型——扶土抑木，以平肝亢——钩藤异功散

阴虚火旺型——益肾养阴降火，平肝熄风——镇肝风熄风汤合杞菊地黄丸

心脾不足型——养心健脾，安神定志——参苓白术散合甘麦大枣汤

临床上成人也可见多发性抽动症，以女性为多。本人临床常用连建伟教授的"息风汤"加减治疗，疗效尚可。本案就是用"息风汤"治疗的典型案例。方中用天麻、钩藤、桑叶、菊花平肝息风。肝体阴而用阳，以血为本，以气为用。肝风内动，离不开肝血的不足，乃肝主藏血故也。因此，方中用当归、炒白芍、生地、丹参、川芎，养血活血，血足则风不生。患者苔腻，右脉缓。苔腻为痰湿内蕴，右脉缓为脾虚痰湿内阻之象，故用二陈汤燥湿化痰。一周后痰湿逐化，肝血逐充，瘀血逐去，肝风逐息，肌肉抽动逐渐停止。

参考文献

[1] 宋康.临证医案集萃[M].浙江科学技术出版社，2011：505-506.

五、肾与膀胱病证

（一）IGA肾病案

徐某某，女，44岁。2019年12月16日初诊：诊断为IGA肾病2年。刻诊：时有神疲乏力，胃纳可，大便调，肢体无浮肿，舌淡红苔薄黄，脉细弦。尿检：尿蛋白（+），潜血（+）。证属脾肾两虚，湿热内蕴。治以健脾益肾，清热化湿。

处方：黄芪30g，麸炒白术10g，茯苓15g，盐杜仲15g，薏苡仁30g，白茅根30g，赤芍15g，制女贞子12g，石苇30g，砂仁4g，制狗脊12g，丹参30g，墨旱莲15g，小蓟30g，桃仁8g，地榆30g。7剂，水煎，日一剂两煎，分服。

12月23日二诊：神疲乏力稍减，舌脉同前。上方再进7剂，水煎，日一剂两煎，分服。

2020年1月1日三诊：昨日月经来潮，经前腹痛，舌质偏红苔薄黄，脉细弦。

处方：酒当归12g，红花9g，丹参30g，蒲黄炭8g（包煎），五灵脂12g（包煎），制香附10g，小茴香10g，车前子9g（包煎），川芎5g，赤芍15g，郁金12g，地榆20g。3剂，水煎，日一剂两煎，分服。

2020年1月4日四诊：月经已干净，神疲乏力减轻，舌质偏红苔薄白，脉细弦。2019年12月16日方再进7剂，水煎，日一剂两煎，分服。

2020年1月15日五诊：神疲乏力已除，纳可，便调，舌淡红苔薄白，脉细。尿常规，尿蛋白（－），潜血（+－）。上方去桃仁、小蓟、地榆，加仙鹤草30g。再服7剂，水煎，日一剂两煎，分服。

按：本案患者外院诊断IgA肾病，长期蛋白尿、血尿。临床仅表现时有乏力，无浮肿，结合舌脉考虑为脾肾两虚，湿热内蕴，治以健脾益肾为主，兼以清热化湿。其中黄芪、白术、茯苓、狗脊、杜仲，健脾益肾；女贞子、旱莲草，滋补肝肾；米仁、石苇、砂仁，清热化湿；丹参、桃仁、赤芍，活血化瘀；小蓟、地榆，养血祛瘀以止血。7剂后神疲乏力改善，故二诊用原方再进7剂。三诊月经来潮，有痛经，治以疏肝活血为主，兼补肝肾，用四物汤化裁。四诊用初诊方再进7剂，至2020年1月15日，病人已服药近1月，自觉症状改善，尿蛋白消失，尿隐血试验（+-）。患者瘀血已去大半，适当减少活血祛瘀力量，加仙鹤草既补虚又收敛止血。本人体会，大剂量仙鹤草对改善神疲乏力症状要较好的作用。

（二）腰痛案

郑某某，男性，54岁。2013年9月27日初诊。因腰部反复发作疼痛4年就诊。患者腰痛以酸痛为主，下半夜腰部酸痛明显，晨起活动后症状可减轻，伴腰膝无力，舌淡红苔薄白，脉细。曾在外院多次就诊，观药方，多认为该腰痛为实证，以理气活血药为主，效果一直不明显。进一步询问病人在家一直睡"席梦思"床，该床使用已久，弹性较差，人睡上去后呈现深凹状，不能使脊柱保持生理曲度。本案例腰病实为肾虚腰病，治拟补肾壮腰。

处方：生地20g，熟地12，萸肉30g，鬼箭羽12g，鸡血藤30g，徐长卿15g，当归10g，川芎5g，制狗脊12g，炒川断10g，桑寄生12g，仙灵脾10 g，仙茅15g。10剂，水煎，日一剂两煎，分服。

同时嘱病人改睡硬板床。10天后病人复诊，诉腰痛症状明显缓解。上方去熟地，加小茴香5g，姜半夏10g。再进14剂，水煎，日一剂两煎，分服。

半月后随访，病人腰部疼痛症状基本消失。

按：该病例腰痛，久卧则重，活动后则轻，故许多医师误诊为实证。仔细询问，该病人因床垫弹性差，不能使脊柱很好保持生理曲度，腰部肌肉长期处于紧张状态，故腰部酸痛；起床活动后，腰肌紧张得到缓解，则疼痛减轻。本质是腰部肌肉过劳导致的肾虚腰病。改睡硬床后，腰部肌肉过劳的情况得到改变，加上补肾壮腰的药物，症状逐渐改善。本人临床碰到类似病例较多，用补肾壮腰方法治疗，效果很好。其辩证要点是腰痛以酸痛为主，或有不可名状的不舒服感，久卧久坐更加明显，活动后减轻。

（三）石淋案

姜某某，男性，52岁。2013年7月26日初诊。因左腰腹部疼痛半天来院就诊。半天前突然出现左腰腹部疼痛，伴小便艰涩、窘迫疼痛，尿中带血，舌淡红苔薄白，脉弦。B超提示，左输尿下段0.8cm×0.7cm结石，小便常规隐血试验（+++）。既往有输尿管结石史，曾用体外碎石、中药等方法治疗，腰腹部疼痛仍反复发作。此病属石淋范畴，证属湿热蕴结下焦，日久煎熬尿液结为砂石。治当清热利湿，活血通淋排石。

处方：三棱20g，莪术20g，地榆30g，大枣7枚，当归10g，川芎5g，留行子12g，石见穿10g，生鸡金10g，生草5g，金钱草30g，茯苓15g，琥珀3g（研吞）。7剂，水煎，日一剂两煎，分服。

药后病人腰腹部疼痛逐渐缓解，继服上方20剂。B超复查，病人左输尿管下段结石消失。

按：石淋病人多为湿热下注，尿液煎熬成石，不能随尿排出，阻塞尿路，而致腰腹部疼痛，小便艰涩，窘迫疼痛；结石损伤血络则尿血；脉弦主痛。但值得注意的是：石淋病人虽然病史不长（因发则疼痛难忍，故病人往往一有症状就到医院就诊），但病程实已很长，因为湿热煎熬尿液成石，非一时之功。中医认为久病入络，血络瘀滞；而且临床上常有局部疼痛，病处固定，反复发作，性质多为刀割样绞痛等特点，也符合中医瘀血证的特点。故治疗石淋，本人一般在清热化湿排石的基础上，加用活血化瘀的药物，而且剂量也比较大。本人10多年的临床经验表明，疗效确实比较好。

本例患者曾在其他医生处就诊，所服中药多为清热化湿排石之品，但效果不明显，本人加用活血化瘀的药，排石效果明显。

（四）气淋案

周某某，女，64岁。2013年8月13日初诊：时发尿频、尿急、尿痛7年。7年前诊断为恶性淋巴瘤，经综合治疗，淋巴瘤病情已趋稳，但出现时发尿频、尿急、尿痛，或有右下腹胀痛，曾在金华、杭州等地综合性医院治疗，诸症仍然。刻诊：尿频、尿急、尿痛，右下腹胀痛，舌尖红苔薄白，右关脉缓，左关脉弦。尿检正常。证属气火郁于下焦之气淋。治拟疏肝理气，利尿通淋。

处方：赤芍15g，洒当归10g，柴胡5g，茯苓15g，炒白术10g，甘草5g，薄荷6g，苦参4g，川贝母3g（研吞），丹参15g，车前草15g。7剂，水煎，日一剂两煎，分服。

8月20日复诊：诉药后尿频、尿急、尿痛已去大半，右下腹痛已停止。舌淡红苔薄白，右关脉缓，左关脉弦。上方川贝母改4g（研吞）。再进7剂，水煎，日一剂两煎，分服。

半年后随访，尿频、尿急、尿痛未再作。

按：本案患者原患恶性淋巴瘤，中医属气郁痰结血瘀。经治疗，痰结逐散，血瘀逐祛，但气郁仍在。气机郁滞，日久化火，气火郁于下焦，则膀胱气化失司，故时发尿频、尿急、尿痛。少腹者，足厥阴肝经循行之处。《黄帝内经·灵枢·经脉》中云："肝足厥阴之经……循股阴，入毛中，环阴器，抵少腹……"。故肝气郁结，常少腹胀痛。舌尖红苔薄白，右关脉缓，左关脉弦为肝郁气滞化火之征。治拟逍遥散疏散肝经之气血。合当归贝母苦参丸解肝郁，利小便。其中，当归活血润燥；贝母利气解郁；苦参利湿热，除热结，与贝母合用，能清肺而散膀胱之郁热。加丹参，凉血清热除烦。车前草，清热利尿通淋。全方养肝血，解气郁，利湿热，7年顽疾，半月内解除。

（五）癃闭（前列腺增生）案

周某某，男性，60 岁。2011 年 12 月 9 日初诊。因小便不利，点滴短少，夜尿频数，伴腰酸乏力，失眠多梦，头晕，精力不能集中 2 年就诊。就诊时小便不利，点滴短少，夜尿频数，心烦失眠，头晕，胃纳可，便干，舌淡红苔薄微腻，脉细。体检提示前列腺增生。此为癃闭，证属肾精亏损，心血不足，脾虚湿阻。治以补肾填精通闭为主。

处方：鲜石斛 100g（另煎），珍珠母 300g（先煎），合欢花 120g，炙远志 50g，炙鳖甲 150g，厚朴花 100g，炒苍术 100g，炒白术 100g，茯苓 300g，生米仁 300g，生地黄 80g，熟地黄 80g，淮山药 250g，草豆蔻 50g，浙贝母 100g，生黄芪 300g，丹参 300g，补骨脂炒 60g，黄精 100g。1 料，水煎浓缩。加鹿角胶 200g，阿胶 200g，田七 50g，灵芝孢子粉 100g，蜂蜜 400g，黄酒 500g。收膏备用。早、晚各一汤匙，腹泻、感冒停服。

药后排尿逐渐通畅，夜尿频数、失眠症状逐渐减轻。一月后来院，诉排尿通畅，夜尿正常，睡眠安，体力大增。

按：该患者平素公务繁忙，耗伤精血。加上年老体虚，膀胱气化无权，水道不利，故排尿无力，点滴不爽，夜尿频数；肾精亏损，则头晕乏力，精神不振；肾精亏损于下，心火上亢于上，则心烦失眠；舌淡红，脉细为肾精亏损之象；苔微腻为脾虚湿阻。治疗以补肾填精为主，健脾化湿与养心安神为辅。药用生地黄、熟地黄、淮山药、补骨脂、黄精、石斛、鹿角胶，补肾填精；阿胶补肝血填肾精除心烦；炒白术、茯苓、生黄芪、山药、炒苍术、米仁、草豆蔻，健脾化湿；丹参、田七，活血化瘀以通调水道；珍珠母、合欢花、炙远志、灵芝孢子粉，养心安神。

癃闭包括各种原因引起的尿潴留及无尿症。临床以老年人前列腺增生引起的癃闭为多。前列腺增生为老年人常见病之一。平时多表现为排尿不畅，夜尿次数增多。也可由过度劳累，或感受寒冷，或情绪变化，或过食刺激性食物等诱发前列腺充血肿胀，压迫尿道而导致尿潴留。中医药治疗前列腺增生的优势在于，在疾病早期应用补肾填精之类中药，提高人体体质，缩小肥大的前列腺，改善排尿困难症状，预防尿潴留的发生。

（六）尿失禁案

杨某某，女，41岁。2021年10月31日初诊：时有尿失禁1年。有糖尿病史，现用胰岛素控制血糖。胃纳可，大便溏烂，刻诊：时有尿失禁，咳嗽或活动时常尿自出，有尿频、尿急症状，舌淡红苔薄白，右关脉虚大，左关脉缓。证属中气下陷，肾气不固，治拟益气补肾固脱。

处方：党参25g，炒白术10g，当归10g，陈皮5g，黄芪30g，升麻5g，甘草5g，芡实12g，金樱子15g，益智仁15g，芍药5g，补骨脂10g。7剂，水煎，日一剂两煎，分服。

11月7日复诊：尿失禁已缓解，胃纳可，大便调，舌淡红苔薄白，右脉虚大，左关缓。上方加菟丝子15g。再进7剂，水煎，日一剂两煎，分服。

11月14日三诊：尿失禁继缓，胃脘胀满时作，无反酸，右脉虚大，左关缓。上方加佛手12g，香附10g。再进14剂，水煎，日一剂两煎，分服。

3月后因糖尿病门诊，诉小便正常。

按：本案病例为中年妇女，过劳伤及脾肾；脾气亏虚，中气下陷，或肾气不固，膀胱失约，都会造成尿失禁。治疗应补气升陷为主，兼以补肾固摄。用补中益气汤去柴胡益气固脱；用缩尿丸温肾缩尿，用水陆二仙丹补肾固涩，用补骨脂补肾缩尿。

二诊加菟丝子增补肾缩尿之功。

三诊出现脘腹胀痛，加佛手、香附，疏肝理气除满。

本案是女性盆底功能障碍而致的尿失禁。在中老年妇女中，发病率较高。中医治疗多以补中益气汤化裁。兼肾虚的，可加杞子、覆盆子、菟丝子、桑寄生等。

141

兼肝郁的，可加全虫。

（七）不育案

陈某某，男性，32 岁。2007 年 8 月 3 日初诊。因结婚 4 年，妻子不受孕而就诊。夫妇结婚后共同生活 4 年，未避孕而妻子未受孕，外院多次检查提示精子数量减少，活动力差。患者自觉射精无力，腰膝酸软，神疲乏力，头晕，小便清长，舌质淡，脉细。已在多家医院反复就诊 2 年，仍一直未孕。此病属男性不育症范畴。证属肾精不足。治当补肾填精。

处方：生熟地各 20g，萸肉 30g，山药 15g，菟丝子 10g，桑寄生 10g，巴戟天 10g，仙茅 10g，仙灵脾 10g，肉苁蓉 15g，茯苓 15g，陈皮 5g，当归 10g。7 剂，水煎，日一剂两煎，分服。

7 剂后腰膝酸软症状改善，体力增加，效不更方，上方继服 1 月。3 月后，患者来电告知其妻已怀孕。

按：由于男子原因导致妻子不孕，现在已逐渐趋多，大多有精子质量下降问题。中医辨证，原因较多，但多以肾精亏损不足为主。本案患者肾精不足，则精冷精少，小便清长；肾精不足，不能温煦形体，振奋精神，故神疲乏力，头晕；腰为肾之府，下元虚惫，则腰膝酸软；舌淡红苔白，脉细为肾精不足之象。治疗以补肾填精为法。个人体会，补肾填精，药物剂量宜大，尤以生地、熟地、萸肉，如剂量不大，效果不好。

六、气血津液病证

（一）口干案

口干案 1

揭某某，女，45岁。2018年10月11日初诊：口干半年。刻诊：口干咽燥，心烦易怒，月经偏少，舌红少苔，脉弦而细数。证属肝肾阴虚，肝郁化热。治以滋水清肝。

处方：熟地黄12g，山茱萸15g，山药25g，酒当归10g，炒白芍12g，北柴胡5g，牡丹皮10g，焦栀子10g，石斛20g。6剂，水煎，日一剂两煎，分服。

二诊：药后口干咽燥得以缓解，心情转畅，舌质仍偏红，苔少，脉弦细。上方再进7剂，水煎，日一剂两煎，分服。

一月后来院，诉现在心情舒畅，口不干，咽不燥。

按：本案病例为阴血亏损之体，加上情志不畅，肝失疏泄，肝气郁结，郁久化火伤阴，故口干咽燥，月经偏少，心烦易怒；舌红少苔、脉弦细数为阴血亏损，肝经郁火之象。用滋水清肝饮化裁治疗。方中，熟地黄、山茱萸、山药补肝肾之阴，滋水以涵木；当归、白芍养血柔肝；柴胡、栀子、丹皮疏散肝经郁火；石斛养阴生津。

滋水清肝饮出自《医宗已任编》卷六，由六味地黄丸加当归、白芍、柴胡、栀子而成。功能滋阴养血，疏肝清热，专治久郁肝肾阴虚，肝有郁火者。若舌边有瘀斑或舌尖有朱点，可加丹参、牛膝等活血凉血；若头晕头胀、头痛明显，有肝阳上亢征象，可加冬桑叶、菊花、天麻、钩藤平肝息风；若双目干涩明显，可加沙苑子、女贞子、菊花、杞子等养阴清肝明目；兼痰热者，可加竹茹、川贝等清热化痰。

口干案 2

王某某，女，71 岁。2021 年 11 月 13 日初诊：夜间口干，口粘 5 天。刻诊：夜间口干、口粘，伴胃脘不适，偶反酸，舌淡红苔薄白而干，脉细。证属脾胃亏虚，湿热内阻。治拟清热化湿，健脾生津。

处方：佛手 12g，梅花 5g，黄连 3g，吴茱萸 2g，蒲公英 30g，浙贝母 12g，煅瓦楞子 40g，太子参 15g，麸炒白术 10g，甘草 3g，石斛 20g，青黛 10g（包煎）。7 剂，水煎，日一剂两煎，分服。

11 月 10 日二诊：口干口粘已减，但夜间仍觉咽中有痰，舌淡红苔薄白，脉细。上方加牡蛎 40g（先煎），再进 7 剂，水煎，日一剂两煎，分服。

11 月 17 日三诊：口干咽干，口粘，夜间多作，大便溏，舌淡红苔薄白，脉细。上方加元参 30g，再进 7 剂，水煎，日一剂两煎，分服。

11 月 24 日四诊：口干口粘已除，胃脘部偶有胀满，反酸，纳可，便调，舌淡红苔薄白，脉细。上方再进 7 剂，水煎，日一剂两煎，分服。

二月后电话回访，药后已无口干、口粘，胃脘部也无不适。

按：本案病例年老体衰，脾胃亏虚，脾虚生湿，湿郁化热，终致脾胃亏虚，湿热内阻。脾虚湿阻，气机不畅故胃脘时有胀痛；湿热浊气上犯则反酸口粘；湿热中阻，清阳津液不升则口干、苔干；舌淡红苔薄白而干，脉细为脾胃亏虚之症。治疗拟标本兼治，清热化湿以治标，健脾益气以治本。用自拟"胃痛舒"清热化湿降浊气；用太子参益气养阴；炒白术健脾化湿；石斛养阴生津；青黛清肝火，泻肺热，凉血消肿，对胃酸反流所致的口腔溃疡、咽喉肿痛、食管炎等均有很好的疗效；甘草益气健脾，调和诸药。

二诊加牡蛎益阴止渴，制酸止痛。

三诊开始加元参清热利咽，养阴生津。

（二）脾瘅，阳萎案

何某某，男，47岁。2021年12月2日初诊：有高血压病史5年，糖耐量减退病史1年，阳痿1年。刻诊：形体肥胖，阳痿早泄，时有头晕头胀，纳可，大便调，舌红苔黄腻，脉滑数，血压150/98mmHg，空腹血糖6.8mmol/L，糖化血红蛋白6.5%。中医诊断为脾瘅，阳痿。考虑为肝肾不足，肝阳偏亢，络脉瘀阻。治以补益肝肾，平肝祛风为主，兼以活血化瘀通络。

处方：水蛭4g（研吞），蜈蚣粉1.2g（研吞），炒黄芩20g，夏枯草30g，钩藤20g（后下），桑寄生15g，盐杜仲15g，丹参30g。6剂，水煎，日一剂两煎，分服。

12月8日二诊：性功能有所改善，但仍头晕头胀，大便干，舌脉同前，血压19.99/13.59kpa（150/102mmHg），考虑初诊辨证有误，该患者病机重点是痰热互结主为主，改处方如下：

水蛭4g（研吞），蜈蚣粉1.2g（研吞），炒黄芩20g，夏枯草30g，钩藤20g，丹参30g，全瓜蒌30g，清半夏15g（先煎），制大黄10g（后下）。7剂，水煎。日一剂两煎，分服。

12月15日三诊：性功能进一步改善，头晕头胀减，大便1~2天一行，质干，舌淡红，黄腻苔渐去，脉滑。上方改制大黄15g（后下）。14剂，水煎，日一剂两煎，分服。

一月后回访：病人性功能正常，血压、血糖稳定。

按：本案患者有高血压、高血糖、肥胖。西医诊断为代谢综合征。初诊时因有头晕头胀考虑为肝肾不足，肝阳上亢。给桑寄生、杜仲，补益肝肾；用黄芩、夏枯草，清肝平肝；钩藤清热平肝降压；丹参凉血活血；蜈蚣、水蛭，活血化瘀通络治阳痿。药后性功能虽有改善，但头晕头胀仍然，血压居高不下。辩证改为痰热互结，络脉瘀阻。治疗改用小陷胸汤清热涤痰为主，加用制大黄通腑泻浊，仍用黄芩、夏枯草、钩藤，清热平肝，蜈蚣、水蛭，活血化瘀通络。二诊以后头晕头胀渐去，大便渐趋正常，血压趋稳，黄腻苔逐渐退去。

代谢综合征的实质是胰岛素抵抗。从中医角度分析，痰浊、瘀血、热毒内阻是其核心病机，治疗应以化痰祛浊，活血化瘀，清热解毒为法。

（三）消渴案

消渴，阳痿案1

方某，男，53岁。2021年11月12日初诊：发现糖尿病1年余，自服二甲双胍，0.5（早）、0.25（中）、0.5（晚），达格列净30mg每天一次，口服，血糖稳定。近一月来阳痿，刻诊：身体肥胖，阳痿，稍口干，纳可，便调，舌尖红苔黄腻，脉弦滑，BP：140/100mmHg。证属痰热互结于中，瘀血络阻于下。治拟清热涤痰，活血通络。

处方：清半夏15g（先煎），陈皮5g，茯苓15g，鬼箭羽12g，蜈蚣粉1.2g（研吞），水蛭4g（研吞），瓜蒌皮15g，黄连5g，牡蛎30g（先煎）。5剂，水煎，日一剂两煎，分服。

11月24日二诊：阳痿减轻，纳可，大便日行1~2次，质溏，脉弦滑。上方再进7剂，水煎，日一剂两煎，分服。

12月2日三诊：性功能进一步改善，舌淡红苔黄厚腻，脉弦滑，上方加炒黄芩15g，莱菔子20g。再进7剂，水煎，日一剂两煎，分服。

按：本案患者为过食肥甘油腻，酿湿生痰，加之情志失调，郁而化热，痰热互结于脾胃，而成消渴。形体壮实，肚腹肥大，口干，舌淡红苔黄腻，脉弦滑为痰热互结之象。痰湿浊壅积于体内，沉积于脉络，阻碍血行，致血瘀络阻，在下焦可表现为阳痿。治疗用小陷胸汤开郁清热涤痰；加茯苓、陈皮，健脾理气化痰；鬼箭羽活血化瘀，能降血糖；牡蛎生津止渴；用蜈蚣、水蛭，活血化瘀通络，治阳痿。三诊加黄芩清郁热，加莱菔子消食导滞，化痰降浊。

小陷胸汤出自《伤寒论》，原治痰热互结的结胸病，以胸脘痞闷，按之痛，苔黄腻，脉滑数为辨证要点。仝小林教授常用它治疗 2 型糖尿病早期的痰热互结证。方中瓜蒌清热化痰理气；黄连清热降火；半夏降逆化痰散结；常配山楂、莱菔子、红曲等消膏降脂解浊；大黄通腑消滞；水蛭粉活血通络。

蜈蚣、水蛭研粉吞服，治疗阳萎近年来多有报道。其中水蛭一味，味咸、苦、平，有小毒，研末服，一般每次用 0.3~0.5g。本人临床经验，水蛭毒性不强，每天内服 4~6g，还是安全的，而且治阳萎，生水蛭比法水蛭效果好。

消渴，眩晕案 2

祝某某，男性，49 岁，2012 年 9 月 5 日初诊。因口渴、多饮、多尿 8 年，伴时发晕厥 3 年就诊。8 年前诊断为 2 型糖尿病，先后用口服降糖药，胰岛素控制血糖。3 年前开始出现时发晕厥，发时血压偏低，伴头晕乏力，脘腹胀闷不舒，纳呆食少，大便溏烂，吞酸，面色萎黄，舌淡红苔薄黄脉细弱。曾在多家医院就诊，疗效一直不满意。此为消渴，眩晕。证属脾阳虚衰，又有湿热。治以温运脾阳，佐以清热。

处方：黄连 6g，吴茱萸 2g，茯苓 15g，炒白术 12g，炒苍术 12g，生黄芪 30g，姜半夏 10g，陈皮 5g，生甘草 5g，淮山药 15g，鬼箭羽 15g，干姜 5g。7 剂，水煎，日一剂两煎，分服。

9 月 12 日复诊：药后晕厥次数减少，腹部胀闷减轻，胃纳增，精神振。上方改黄连 3g，加附片 6g。再进 7 剂，水煎，日一剂两煎，分服。

以后晕厥逐渐减少。上方加减连服一月，晕厥停止，血压稳定。停用胰岛素改用瑞格列奈 0.5mg，每日三次口服，血糖也一直稳定。

按：本案患者虽患消渴，但无阴虚燥热之象。前医多投清凉滋腻之品，造成脾阳虚衰，清气不升，故时发晕厥。脾虚运化乏力，故脘腹胀闷，纳呆食少，大便溏烂；脾虚，气血生化乏源，故乏力，面色萎黄；舌淡红脉细为脾阳虚衰之象；吞酸、苔薄黄为中焦夹有湿热。本患者主要矛盾为脾阳虚衰，故应用理中汤加味补气健脾，温中祛寒，使脾阳得振，虚寒得去，晕厥自止。该病人有吞酸症状，苔薄黄，故用黄连、吴茱萸，清火降逆。全方寒热并用，以热药为主，补虚泻实结合，以补虚为主。

消渴，胸痹案 3

琚某某，男性，85 岁。2008 年 7 月 18 日初诊。患者因口渴多饮多尿 10 余年就诊。患者 10 余年前开始出现口渴多饮多尿，诊断为 2 型糖尿病，开始服西药降糖。5 年前改皮下注射胰岛素控糖。近 3 年来口渴欲饮明显，伴神疲乏力，纳呆气短，或有胸痹心痛，眩晕，两下肢麻木明显，舌淡红苔黄腻，脉弦涩。查体：体型肥胖，化验血糖常时高时低。西医诊断为糖尿病、高血压、冠心病。一直在服降血压药、抗心绞痛药。

本案属中医消渴、胸痹范畴。证属脾胃气虚，痰瘀互阻，治当健脾益气，化痰逐瘀。

处方：党参 10g，炒苍白术各 12g，茯苓 15g，葛根 30g，炒条芩 10g，天竺黄 10g，瓜蒌皮 15g，桃仁 10g，当归 10g，制大黄 10g，陈皮 5g，生芪 30g。7 剂，水煎，日一剂两煎，分服。

7 剂后，病人症状稍缓解，继用原方加减治疗一月后，黄腻苔逐化。改用健脾益气为主，化痰逐瘀为辅，再用二月，病人症状逐渐缓解，血糖一直控制较好。

按：消渴病的发病关键是阴虚燥热，病位主要在肺、脾胃、肝肾，病性为本虚标实，虚实兼夹。初期以积热伤阴，阴虚燥热为主要病机；病至中期，燥热伤阴，可进一步耗伤阳气，出现气阴两伤，同时兼夹痰浊瘀血内阻之机；至晚期，阴损及阳，阴阳俱虚，肝脾肾皆损，或兼痰瘀浊毒。本案患者，因糖尿病多年，长期用西药降糖治疗，实际上阴虚燥热征象已无，而是表现为脾胃气虚征象。脾失健运，津液不能上输，则口渴欲饮；脾胃气虚则倦怠无力，形体虚胖；痰瘀痹阻心脉，则胸痹心痛；痰浊瘀阻，清阳不升，则眩晕；痰瘀阻痹经脉，则肢体麻木、疼痛；痰瘀互阻则苔黄腻，脉弦涩。该患者初期以痰瘀互阻为主，故治疗以化痰逐瘀解毒为主，同时兼顾脾肾；后期腻苔逐化，治疗当转为扶正固本为主，祛邪为辅。

消渴，泄泻案 4

陈某某，女性，62 岁。2012 年 8 月 30 日初诊：口渴、多饮、多尿 10 余年，腹泻 3 年。患者 10 余年前诊断为 2 型糖尿病，近 5 年来用胰岛素控制血糖，3 年前开始出现腹泻。曾在多家医院就诊，用西药消炎，用中药清化湿热等方法治疗，泄泻仍然，今由其媳妇介绍来医院就诊。刻诊：大便日行 3~4 次，时溏时泻，水谷不化，尤以五更时分为甚，伴纳呆食少，面色萎黄，肢倦乏力，时有汗出恶风，舌淡胖苔薄黄，脉细弱。中医诊断消渴，泄泻，证属脾肾亏虚夹有湿热。治以健脾温肾化湿。

处方：黄连 6g，吴茱萸 2g，茯苓 15g，炒白术 12g，炒苍术 12g，五味子 5g，防风 10g，生黄芪 30g，浮小麦 30g，厚朴花 10g，干姜 5g，附片 10g，六神曲 15g。服 7 剂，水煎，日一剂两煎，分服。

9 月 7 日后复诊：药后大便次数减少，质逐渐转实，胃纳增加，自汗减少，上方去炒苍术，加煅龙骨 30g（先煎）。再进 7 剂，水煎，日一剂两煎，分服。

9 月 14 日三诊：腹泻逐渐停止，胃纳增，精神振。上方加减再进 14 剂，水煎，日一剂两煎，分服。

2 月后随访，诸症基本消失。

按：本案患者原有消渴。消渴本是阴虚燥热之体，日久可以阴损及阳，造成脾肾阳虚，运化无权，水谷不化，清浊不分，故大便溏泄；气虚则自汗恶风。前医误以为消渴与泄泻为热，投以清化湿热之剂，造成脾肾亏虚更甚，故腹泻一直未缓解。根据病人大便时溏时泻，水谷不化，伴纳呆食少，面色萎黄，肢倦乏力等症状，分析病人脾胃亏虚明显；泄泻每日五更多作，故病人又有肾阳虚衰之象；苔薄黄为内有湿热。故治疗应健脾温肾化湿并用，后期湿热去，减去清化湿热药，用健脾温肾巩固，取得了较好的疗效。

本人体会：糖尿病病人的典型症状是高血糖引起的口渴、多饮、多尿、消瘦。从中医角度分析是阴虚燥热。但现在大多数糖尿病人血糖控制都较好，故临床上燥热明显的病人不多。大多数病人受消渴为阴虚燥热的影响，平时常进滋腻清凉之品，时间一长，常出现脾胃气虚或脾肾阳虚的证象，临证当注意之。

消渴，下消案 5

王某某，男，76 岁。2021 年 7 月 27 日初诊：患 2 型糖尿病 20 余年，用胰岛素控制血糖，近 2 年来神疲乏力，腰膝酸软。刻诊：乏力腰酸明显，纳呆，大便干，夜尿多，舌淡红苔腻，脉细涩。化验：内生肌酐清除率 75mL/min，肌酐 84.1μmol/L，尿素氮 7.6μmol/L。尿微量白蛋白 574.8mg/L。证属脾气亏虚，瘀血阻络。治拟益气健脾，化瘀通络排毒。

处方：丹参 30g，黄芪 30g，制大黄 15g（后下），水蛭 3g（研吞），陈皮 5g，姜半夏 10g，茯苓 15g，甘草 3g，生白术 10g，桂枝 10g，桃仁 10g，当归 10g，川芎 5g，厚朴 15g，衢枳壳 12g。7 剂，水煎，日一剂两煎，分服。

8 月 4 日二诊：仍乏力腰酸，舌脉同前，上方再进 7 剂，水煎，日一剂两煎，分服。

8 月 11 日三诊：乏力腰酸，纳呆，大便 2 日一行，舌脉同前，上方去半夏，加鬼箭羽 10g。再进 7 剂，水煎，日一剂两煎，分服。

8 月 18 日四诊：大便日一行，质干，舌脉同前，上方制大黄改 20g（后下）。再进 7 剂，水煎，日一剂两煎，分服。

8 月 25 日五诊：乏力神疲改善，胃纳增，大便日一行，质调，舌淡红苔薄，脉细，上方再进 21 剂，水煎，日一剂两煎，分服。

9 月 16 日六诊：稍有乏力，腰膝已不酸，胃纳一般，大便调，舌淡红苔薄白，脉细。化验：内生肌酐清除率 92.6mL/min，肌酐 76.7μmol/L，尿素氮 5.2μmol/L。尿微量白蛋白 367.1mg/L。上方改制大黄改 25g（后下），继服 1 月，巩固治疗。

按：本案病例为糖尿病肾病，肾功能减退，肌酐清除率下降，大量蛋白尿。

中医辨证为脾气亏虚，瘀血阻络，浊毒内停。脾气亏虚，故乏力纳呆；气虚无力推动大便下行故便秘；病久入肾，肾气虚弱，故腰膝酸软；肾失开阖，不能固摄，故见夜尿频多，大量蛋白尿；浊毒内停，故苔腻；脉细而涩为气虚络阻之征。方中黄芪甘温益气，升阳止渴；制大黄泻热通腑祛瘀；水蛭粉、丹参活血化瘀通络，推陈出新；用厚朴、枳壳助大黄理气通腑；当归、川芎、桃仁加强活血祛瘀通络之功；二陈汤健脾化湿；桂枝一味，能温通经脉，助阳化气利水。

糖尿病肾病从中医角度分析，为本虚标实。本虚以气虚为核心，标实为络脉瘀滞和浊毒内蕴。治疗以补气为先。瘀血内阻，络脉阻滞不通贯穿于糖尿病肾病的全过程，故活血化瘀通络是糖尿病肾病的基本治则。临床可根据络脉瘀滞的不同程度分别给以行气活血，活血通络，活血逐瘀等方法。桂枝辛温，可助阳通脉，对糖尿病肾病的络脉瘀滞，尤为适用。糖尿病肾病后期，都有浊毒内蕴的表现。可根据湿、浊、毒的不同，分而治之。水湿内盛者，治以健脾利水消肿；水浊内盛者，给以温阳利水；浊毒内盛者，给以泻浊排毒。但上述三种情况，都可给予理气通腑以排毒，用小承气汤化裁。酒大黄一味，既能泻下浊毒，又有活血祛瘀作用，切合糖尿病肾病瘀浊的病机，可大胆使用，使病人保持大便一天二次为宜。

（四）瘿病（甲状腺功能亢进）案

周某某，女性，22岁。2012年6月15日初诊。因怕热多汗，伴颈部肿大二年半就诊。患者二年半前因怕热多汗，伴颈部肿大，在外院就诊，诊断为"甲亢"，经丙硫氧嘧啶每天450mg口服，症状缓解。近三月来怕热、多汗、心悸加重，伴乏力，口干，颈部肿大，舌质红，脉细弦。FT3：5.58Pmol/L，FT4：17.94Pmol/L，TSH：0.05m/L。西医诊断甲状腺功能亢进，中医诊断瘿病（气阴亏损型）。中药治疗以益气养阴为法。

处方：生黄芪30g，党参10g，炒白术10g，麦冬10g，五味子5g，夏枯草15g，浙贝母（无硫）15g，生地黄12g，山茱萸20g，淮山药15g，生甘草5g，泽泻12g，茯苓15g。7剂，水煎，日一剂两煎，分服。

6月23日复诊：怕热、多汗、心悸症状稍缓解，仍有乏力，口干症状，大便调，舌红苔薄白，脉细弦。上方加制黄精10g。7剂，水煎，日一剂两煎，分服。

7月3日三诊：怕热、多汗、心悸症状已明显缓解，乏力，口干，症状减轻，舌红苔薄白，脉弦细。上方再进七剂。7剂，水煎，日一剂两煎，分服。

7月13日四诊：症状已明显缓解。嘱逐渐减少丙硫氧嘧啶剂量，中药上方加减，服一月。6月后随访，甲状腺功能一直稳定。

按：甲亢属于"瘿病"范畴，其病机转变过程为肝气郁结，气滞痰凝，日久引起血脉瘀阻，气、痰、瘀三者合而为患。痰气郁结化火，日久耗气伤阴，致气阴亏损。本案患者病程长久，气、痰、瘀三者郁而化火，已耗伤气阴，故乏力、口干、舌红苔薄白、脉弦细。我们体会：甲状腺功能亢进的病人，中医配合西医（抗甲亢）治疗，在甲状腺功能亢进期，应益气养阴为主，清火化痰为辅，这样能缩短病程。在甲状腺功能正常以后，应化痰祛瘀为主，健脾益气为辅，这样能减少复发。

（五）热痹（痛风）案

周某某，男，23岁。2018年6月13日初诊：左踝关节红肿热痛一周，既往有痛风病史。刻诊：左踝关节红肿热痛，形体丰满，舌质红苔腻，脉弦滑。查血尿酸876.5μmol/L。拟清热化湿祛浊。

处方：奇良40g，萆薢30g，生米仁30g，泽泻15g，泽兰15g，桃仁10g，红花10g，威灵仙20g，当归10g，鸡血藤30g，川牛膝15g，炒黄伯10g，炒苍术10g。7剂，水煎，日一剂两煎，分服。

6月20日二诊：关节红肿热痛已除，舌质红苔腻，脉弦滑。上方加减再进21剂，水煎，日一剂两煎，分服。

7月18日三诊：患者关节红肿热痛未作，复查血尿酸正常范围内，舌质红腻苔除，脉转缓。

按：痛风是一种以发作性关节红肿热痛为特征的疾患。湿浊瘀滞是其主要病机，治疗重点是泻浊祛瘀，使湿浊瘀血逐渐泻化。方中奇良、萆薢、米仁、泽泻、泽兰、威灵仙是泻浊解毒之良药，佐以桃仁、红花、当归、鸡血藤等活血化瘀之品，则可促进湿浊泻化，溶解瘀结，推陈致新，增强疗效。牛膝、黄柏、苍术为三妙丸，使湿浊之邪从小便而出。全方"内清"与"外清"相结合，使浊瘀逐渐化解，血尿酸亦随之下降，关节红肿热痛逐渐缓解。

（六）外感发热案

何某，男，47岁。2021年10月3日下午初诊：发热（低热）伴咽痛，全身酸痛3天，经中西医治疗无效。刻诊：发热（37.8℃），全身酸痛明显（病人自诉酸痛不适，真想挖掉一块肉），咽痛，稍恶心，无咳，无流涕，舌质偏红苔薄黄，脉浮数。证属外感风热。治以辛凉透表，清热解毒。

处方：大青叶30g，青蒿30g，北柴胡12g，姜半夏10g，炒黄芩20g，甘草5g，大枣15g，金银花10g，淡竹叶10g，牛蒡子10g，薄荷5g（后下），连翘15g，贯众10g。3剂，水煎，日一剂两煎，分服。

当晚病人将一剂药2煎，间隔2小时服完，药后即汗出如雨，热退身凉，全身酸痛明显缓解。第二、第三日，继续服中药。

10月6日复诊：诉全身舒适，无发热，无身痛，咽痒稍咳，舌淡红苔薄白，脉数。上方去大青叶，加地肤子20g，浮萍12g，人中白15g，祛风利咽止痒。再进5剂，水煎，日一剂两煎，分服。

按：本案患者属风热内犯，郁于肌表，故发热，无汗出，身酸痛明显；风热上犯咽喉故咽痛；邪在卫表，故苔薄白脉浮数。治疗用银翘散辛凉透表，清热解表。加大青叶、贯众、黄芩，以加强清热解毒力量；柴胡疏散退热；姜半夏止呕；青蒿清凉芳香，退热作用佳。二诊热已退，去大青叶、贯众，加地肤子、浮萍、人中白，祛风利咽止痒。上三药对邪客于咽喉，咽痒不适的病症，效果明显。

本人体会：中医药对外感所致的发热、身痛，只要辨证正确，优势是很明显的。关键是早期要正确应用发汗解肌药，汗出则热退，全身酸痛会明显缓解。

（七）内伤发热案

内伤发热案 1

钱某，男，54岁。2019年6月12日初诊：两手掌发热一年。刻诊：两手掌发热，口干不欲饮，耳鸣，胃脘时发胀满，嗳气，身重倦怠，纳食不香，舌淡红苔黄腻，脉弦滑。证属湿郁发热。治以清热化湿。

处方：青蒿30g，银柴胡10g，芦根30g，蒲公英30g，浙贝母15g，梅花5g，姜半夏10g，胡黄连5g，白薇15g，薏苡仁30g，苦杏仁10g，豆蔻8g，甘草5g，滑石10g（包煎）。7剂，水煎，日一剂两煎，分服。

6月19日二诊，药后二手掌发热已趋缓解，身重倦怠减，仍胃脘胀满，口干，纳呆，舌淡红苔腻，脉弦滑，上方去杏仁，加吴茱萸2g。再进7剂，水煎，日一剂两煎，分服。

6月26日三诊，两手掌发热已大减，身轻，胃脘不胀，纳食增，口不干，舌淡红苔薄腻，脉弦。

处方：青蒿30g，银柴胡10g，芦根30g，蒲公英30g，浙贝母15g，梅花5g，黄连5g，白薇15g，薏苡仁30g，豆蔻8g，甘草5g，滑石10g（包煎），吴茱萸2g，荷叶15g。7剂，水煎，日一剂两煎，分服。

2019年11月6日患者因头晕来门诊，诉手掌发热愈后半年未发。

按：本案患者，平素饮食不节，脾失健运，湿浊内蕴日久，则气血壅遏不畅而致两手掌发热；湿浊中阻，中焦气机升降失司，清阳不升，不能四布则身重倦怠；津液不能上承，则口干：脾虚湿阻，胃失和降，则胃脘胀满，嗳气；受纳运化失常则纳呆；舌淡红苔黄腻，脉弦滑，为湿浊内阻郁热之证。用三仁汤清热化湿，宣畅气机。加青蒿、银柴胡、胡黄连、白薇，专清湿热。二诊肺气已宣，故去杏仁。三诊加荷叶清暑利湿。

内伤发热案 2

金某某，女，18 岁。2018 年 29 日初诊：手足心热已一年。刻诊：手足心热，伴神疲乏力，纳呆便溏，舌质淡红尖有朱点，苔薄白而干，右关脉虚大，左关脉细弦。证属气虚发热。治拟补中益气以除热。

处方：太子参 20g，黄芪 30g，麸炒白术 10g，酒当归 20g，陈皮 5g，升麻 5g，北柴胡 5g，炙甘草 5g，丹参 15g，炒鸡内金 10g，大枣 15g，仙鹤草 30g，茯苓 10g，炒白芍 10g。7 剂，水煎，日一剂两煎，分服。

2019 年 7 月 24 日来院门诊，诉去年服药 7 剂后，手足心热除，神疲乏力缓解，胃纳增便调，近日手足心发热又作，伴神疲乏力，要求去年方再进 7 剂。

按：本案是一例因中气亏虚而致的内伤发热案，用补中益气甘温除热。因苔薄而干用太子参代党参，益气养阴生津；右关脉虚大，左关脉弦而又细，是病人既有脾胃气虚，又有肝血不足（肝郁），但以脾虚为主，故加白芍、茯苓以柔肝；加炒鸡内金、大枣，健脾益胃；仙鹤草、大枣合用，补虚治劳伤脱力；丹参养血安神。浙江中医药大学连建伟 [1] 教授应用补中益气汤，得心应手，灵活多变。连教授应用补中益气汤加减的用药经验主要有如下几点。

（1）辨证属于气虚下陷者，加枳壳以行气宽中除胀。

（2）既有脾胃气虚又有肝血不足（肝郁），以脾虚为主者，加白芍、茯苓以柔肝，配合原方益气以升提。

（3）脾胃虚弱较甚者，加山药、鸡内金、大枣、生姜之属健脾开胃。

（4）有湿热兼证者，加黄芩、黄连或合入二妙散以清热燥湿；痛泻者，合香连丸。

（5）辅助检查确诊为慢性胃炎伴个别腺体肠化者，加半夏、薏苡仁软坚散结。

（6）有气郁痰凝者，加半夏、贝母以化痰解郁。

（7）有气虚头痛者，加川芎、蔓荆子活血疏风止痛。

（8）有气虚血瘀者，加丹参、桃仁、红花养血行瘀。

（9）有气阴不足者，加麦冬、五味子益气养阴，夏季运用本方，多配生脉散。

（10）有气虚或阳虚外感者，加苏叶、苏梗温散表寒，行气宽中。

另，临床上如胃脘胀满明显，属肝郁者，连教授常加香附、郁金，以疏肝理气。

参考文献

[1] 连建伟. 连建伟中医传薪录 [M]：科学出版，2016：206.

内伤发热案 3

孙某某，女，55 岁。2019 年 12 月 17 日初诊：五心烦热已半年。刻诊：五心烦热，伴神疲乏力，自汗畏风，时有外感，下腹部有下坠感，纳呆，舌尖红苔薄白，右关脉虚大，左关缓。证属中气亏虚。治拟补中益气。

处方：党参 15g，甘草 5g，麸炒白术 12g，酒当归 12g，陈皮 6g，黄芪 30g，升麻 5g，煨葛根 20g，防风 5g，丹参 30g，衢枳壳 15g。6 剂，水煎，日一剂两煎，分服。

半月后电话回访，诉药后五心烦热已除，精神振。

按：本案患者系饮食劳倦，损伤脾气，中气亏虚，虚阳外越，故五心烦热；气虚，卫外不同，故畏风自汗；气虚下陷，故下腹部有下坠感；气虚不能荣养四肢肌肉，故神疲乏力；右关候脾胃，脾胃气虚不敛，故右关脉虚大。用补中益气汤补益中气。因左关脉缓而不弦，故去柴胡加葛根升发清阳；用防风、炒白术、黄芪，益气固表止汗；加枳壳益气升提；因舌尖红，加丹参清心除烦。补中益气汤出自《脾胃论》卷中"饮食所伤始为热中论"，是李东垣根据《黄帝内经·素问·至真要大论》"损者益之""劳者温之"之旨而制定，为补气升阳，甘温除热的代表方。以体倦乏力，少气懒言，面色白，右关脉虚大无力为辨证要点。方中重用黄芪，味甘气温，补中益气，升阳固表，为君药；党参，白术，甘草，益气健脾，为臣药；当归养血和营，陈皮理气和胃，为佐药；升麻，柴胡，升阳散火，解肌清热，为使药。诸药配伍，升阳益气，补中固卫，健脾助运除阴火，则虚热自除，即所谓甘温除热法。

（八）盗汗案

陈某某，男性，65 岁。2014 年 5 月 13 日初诊。患者自诉夜间汗出两年多。夜间睡眠中汗出颇多，湿透衣衫，有时每夜要换两次衣衫。曾在江山、杭州等地遍访他医而无效。诊时形体丰腴，舌质红苔黄腻，脉弦滑。证属肝胆湿热。拟清热利湿，湿有出处则汗自止。龙胆泻肝汤化裁。

处方：黄连 6g，吴茱萸 2g，马齿苋 30g，焦山栀 12g，炒黄芩 12g，茯苓 15g，肉豆蔻 10g，姜夏 12g，厚朴花 10g，枳椇子 20g，佩兰 10g，浮小麦 30g，防风 5g，麻黄根 10g，炒白术 12g，五味子 8g，芦竹根 15g，胆南星 12g，煅龙骨 30g（先煎），柴胡 10g，龙胆草 6g。7 剂，水煎，日一剂两煎，分服。

5 月 20 日复诊：药后盗汗明显减轻。前方加减，再服 14 剂。盗汗基本消失。随访半年，未有复发。

按：该患者因工作原因，应酬颇多。加上祖籍北方，喜好饮酒。膏粱厚味乃助热蕴湿之物，内热熏蒸，阴阳失和，乃至盗汗。故投以龙胆泻肝汤化裁，清热利湿以治本，辅以炒白术、防风、麻黄根、五味子、龙骨等固表敛汗之品以治标，药症相符，固疾乃除。

《黄帝内经·素问·阴阳别论》云："阳加于阴谓之汗。"邹滋九曰："由是推之，是阳热加于阴，津散于外而为汗也。夫心为主阳之脏，凡五脏六腑表里之阳，皆心主之，以行其变化。故随其阳气所在之处，而气化为津；亦随其火扰所在之处，而津泄为汗，然有自汗、盗汗之别焉"（《临证指南医案》）。前人有自汗属阳虚、盗汗属阴虚之说，然《景岳全书·汗证》指出："自汗盗汗，亦各有阴阳之症，不得谓自汗必属阳虚，盗汗必属阴虚也。"该病患者盗汗两年余，前医多以盗汗属阴虚，用一派滋阴补肾的药物，而本证是湿热内蕴，外逼阴液，当然是越治越重，因此临证时，要善辨阴阳虚实，有是证，用是药。阴虚盗汗宜滋阴敛汗，而湿热盗汗宜清泄湿热，则不止汗而汗自止。

（九）自汗案

自汗案 1

范某某，女，11 岁。2021 年 2 月 22 日初诊：长期手足掌汗出。刻诊：两手足掌汗出明显，纳可，便调，舌淡红苔薄白，脉浮缓。证属卫气亏虚，营卫失调。治以益气固表，调和营卫。

处方：桂枝 6g，炒白芍 15g，甘草 3g，生姜 5g，大枣 15g，黄芪 20g，麸炒白术 8g，防风 5g，麻黄根 5g，炒诃子 10g，煅牡蛎 20g（先煎），煅龙骨 20g（先煎），浮小麦 20g，淡竹叶 8g，稆豆衣 10g。5 剂，水煎，日一剂两煎，分服。

2 月 28 日上午复诊：两手足掌汗出已减轻 70%，舌脉同前。上方再服 7 剂，水煎，日一剂两煎，分服。

1 月后电话回访，病人两手足掌汗出已止。

按：本案病例年幼体弱，卫气虚弱，营卫失和，不能固表。营阴不能内守而外泄，故两手足掌汗出津津；舌淡红苔薄白，脉浮缓为卫气亏虚，营卫失和之象。用玉屏风散益气固表，桂枝汤调和营卫，加麻黄根、炒诃子、煅龙牡、浮小麦、稆豆衣固涩止汗；用淡竹叶利小便而止汗。

自汗案 2

郑某某，男，35 岁。2020 年 4 月 28 日初诊：时汗出，房事后有濒死感 2 月。刻诊：时有汗出，每次房事后都有濒死感，伴体倦肢软，少气懒言，面色苍白，舌淡红苔薄白，右关脉虚大，左关缓。证属中气亏虚。治拟补中益气。

处方：麸炒白术 10g，酒当归 10g，陈皮 5g，黄芪 30g，升麻 5g，葛根 20g，仙鹤草 40g，大枣 20g，党参 20g，炙甘草 5g。7 剂，水煎，日一剂两煎，分服。

5 月 5 日二诊：药后自汗减少，体力增，舌脉同前，上方再进 7 剂，水煎，日一剂两煎，分服。

5月13日三诊：自汗已止，房事后无明显不适，精神振，声音洪亮，舌淡红苔薄白，右脉已敛而有力，原方再进14剂，水煎，日一剂两煎，分服。

6月16日来院，诉自觉近半月来身体已正常，无明显不适。

按：本案病例，因饮食不节，烦劳过度，损伤脾胃，以致脾胃气虚，故体倦肢软，少气懒言，面色苍白；气虚不能固表，故常自汗出；房事后精气外泄，虚上加虚，故常有濒死感；舌脉为中气亏虚之象。治疗用补中益气汤补中益气。左关脉缓而不弦，故去柴胡，用葛根升清阳。仙鹤草、大枣，有补虚作用，在江浙民间常用两者合煮，治脱力劳伤。

八、肢体经络病证

（一）软组织损伤案

王某某，女，60岁。2019年12月16日初诊：3天前外伤，导致右胁部疼痛，摄片提示右肋骨骨折。刻诊：右胁部疼痛，转身不利，局部压痛明显，舌淡红苔薄白，脉弦。诊断为肋骨骨折，软组织挫伤。用少林发散法。

处方：当归15g，红花10g，白芷12g，防风12g，胆南星6g，木香10g，制香附5g，制元胡20g，荆芥5g。7剂，水煎，日一剂两煎，分服。

3天后电话回访，病人诉局部疼痛已明显缓解。

按：本案患者是外伤后局部组织肿胀，压迫神经，导致局部疼痛明显。用少林发散法。方中当归、红花，活血化瘀。荆芥、防风、白芷是祛风解表药，在此能辛温通阳，发散祛邪，上述三味风药具有升、散、行、透、窜等多种特性，用于软组织挫伤的病人，其所含的挥发油能舒张血管，改善全身和局部的循环功能，促进局部肿胀的消退。胆南星祛风止痛，散结消肿，用于外伤病人有明显的消肿止痛作用。木香、香附，理气止痛，制元胡理气活血止痛。

传统治伤科的方药，多由活血化瘀，理气止痛药组成。本人体会，合用祛风发散药，消肿止痛效果会更明显。

（二）痹病案

痹病（颈椎骨质增生）案1

黄某某，男，51岁。2020年12月3日初诊：右上肢麻木不适一年，伤科诊断为颈椎骨质增生。刻诊：右上肢麻木不适，夜间尤甚，伴神疲乏力，舌淡红苔薄白，脉细弱。证属气血亏虚，经络失养。治拟益气温经，和血通痹。

处方：党参25g，麸炒白术10g，茯苓15g，甘草5g，酒当归10g，川芎5g，赤芍15g，炒白芍15g，地黄10g，桂枝6g，陈皮10g，鸡血藤30g，徐长卿15g，黄芪20g。6剂，水煎，日一剂两煎，分服。

12月9日二诊：药后右上肢麻木减，舌脉同前，上方再进7剂，水煎，日一剂两煎，分服。

12月23日三诊：近1周右上肢麻木未现，舌淡红苔薄白，脉细。效不更方，上方再进14剂，以资巩固。

半年后电话回访，诉药后右上肢麻木未作，体力正常，纳可，便调。

按：本案是由颈椎骨质增生引起的右上肢麻木，以夜间为甚，中医属痹病范畴。诊治痹病，常以虚实分型。实痹可分为行痹，痛痹，着痹，热痹4型。虚痹分为阳虚痹，阴虚痹，气血虚痹。本人临床体会，以气血虚痹为多。临床报道中常见用黄芪桂枝五物汤治疗血虚而致的肌肤麻木不仁。以四肢麻木或身体不仁，微恶风寒，舌淡，脉无力为辨证要点。方中用黄芪甘温益气；桂枝散风寒而温经通痹。桂枝得黄芪益气而振奋卫阳；黄芪得桂枝，固表而不留邪。芍药养血和营而通血痹，与桂枝合用，调营卫而和表里；生姜疏散风邪；大枣益气养血。

本人体会：单纯血虚痹少见，气血两虚所致肌肤经络麻木不仁多见。治疗常在黄芪桂枝五物汤基础上合四君子汤、四物汤，即十全大补汤。再加鸡血藤活血舒筋，徐长卿祛风通络，兼有寒象者，可加细辛、木通、干姜。

痹病（肩关节周围炎）案2

王某某，女，52岁。2019年1月16日初诊：右肩关节灼热样疼痛不适3月。刻诊：右肩关节灼热样疼痛，活动不利，伴神疲乏力，或有胸闷、失眠、舌淡红苔薄白，脉细弦。证属气血亏虚，血不养筋。治拟益气养血，通络止痛。

处方：党参 20g，茯苓 15g，麸炒白术 10g，炙甘草 5g，当归 10g，川芎 5g，炒白芍 12g，地黄 20g，桂枝 10g，黄芪 15g，陈皮 5g，制元胡 20g，紫苏梗 10g，红苏木 10g，酸枣仁 15g。7 剂，水煎，日一剂两煎，分服。

2019 年 11 月 14 日上午患者陪丈夫来院门诊，诉 1 月份服药 7 剂后，右肩关节疼痛痊愈至今未发。

按：本案患者因肩关节周围组织慢性炎症、粘连，而致关节疼痛，活动度下降。中医辨证属年老体衰，气血亏虚，筋络失养，故局部疼痛，活动不利；血虚，血不养心，故失眠；患者适值更年期，兼有肝郁气滞血瘀，故时有胸闷；神疲乏力，舌淡红苔薄白，脉细弱，均为气血两虚之症。治拟益气养血为主，兼以理气活血宽胸。用十全大补汤加味治疗。十全大补汤出自《大平惠民和剂局方》，由八珍汤加桂枝、黄芪而成。方中黄芪、党参、白术、茯苓、甘草益气健脾；当归、白芍养血和血；生地养血补阴；川芎活血行气，使之补而不滞；桂枝温通经脉。全方温补气血，对于气血两虚而致的肢体麻木或四肢不温，疗效较好。

本案在十全大补汤的基础上加陈皮理气醒脾；加苏梗、苏木，理气活血宽胸；加酸枣仁养血安神；加元胡活血止痛。

痹病案 3

王某某，男，74 岁。2013 年 5 月 15 日初诊：两膝关节疼痛时作一年。刻诊：两膝关节酸软疼痛，舌红苔薄而剥，两尺脉无力。证属肝肾亏虚。治拟补益肝肾。

处方：川牛膝 40g，怀牛膝 40g，枸杞子 40g，红花 16g，盐续断 20g，盐杜仲 40g，鬼箭羽 40g，制狗脊 24g，地黄 40g，鸡血藤 60g，黄芪 60g，桑寄生 32g，制元胡 50g，独活 12g。1 剂，浸泡白酒 20 斤，10 天后饮酒，每次 30mL，每天 2 次。

2019 年 11 月 14 日来院诉，服药后症状缓解，近 6 年来双膝关节疼痛未作。近日疼痛又作，要求续方。

按：本案患者的关节疼痛，其病机是风湿日久不愈，以致损伤肝肾，耗伤气血。风湿客于两膝，故两膝酸痛；舌红苔剥，尺脉无力为气血、肝肾亏虚之象。治以益肝肾，补气血，祛风湿。方中桑寄生、独活，补肝肾，祛风湿；制狗脊、杜仲，续断，牛膝，补益肝肾；杞子、地黄养肝血，补肾阴；红花、鸡血藤、鬼箭羽活血通络；黄芪益气活血。全方以补肝肾为主，兼以活血祛风，通络止痛。

本人另有一方，泡酒内服，可治腰椎骨质增生引起的腰腿痛。处方如下。

生芪 30g，丹参 30g，川牛膝 12g，猫人参 30g，党参 15g，地必虫 6g，太子参 15g，五加皮 10g，威灵仙 10g，杜仲 15g，川芎 10g，葛根 15g，杞子 15g，制首乌 15g，肉苁蓉 15g，生甘草 10g，仙灵脾 15g，鹿含草 12g，莱菔子 10g，桑寄生 15g。上方一剂，浸泡白酒 10 斤，10 天后饮酒，每次 50mL，每天 2 次。

九、外科病证

（一）带状疱疹案

柴某某，女，32岁，在杭州一生物科技有限公司工作。2020年4月6日初诊：带状疱疹后遗疼痛4个月，右手臂疼痛，经杭州、上海某医院治疗，疗效不明显。刻诊：右上肢疼痛，夜间严重影响睡眠，白天不能正常上班，胃纳可，二便调，舌淡红苔薄白，脉细。证属气血亏虚。法当益气养血通络，十全大补汤加味。

处方：酒当归10g，川芎5g，炒白芍20g，地黄12g，党参15g，麸炒白术10g，茯苓15g，甘草5g，陈皮5g，黄芪30g，鸡血藤30g，丹参30g，桂枝6g，制元胡30g。7剂，水煎，日一剂两煎，分服。

4月13日复诊：药后右手臂疼痛缓解，已能正常睡眠，舌淡红苔薄白，脉细，原方再进14剂，水煎，日一剂两煎，分服。

4月27日三诊：右手臂疼痛基本停止，舌淡红苔薄白而干，脉细。上方党参改太子参20g，加赤芍15g。再进14剂，水煎，日一剂两煎，分服。

半月后其母亲来院告知，病人右手臂疼痛消失，已正常上班。

按：带状疱疹，其病原体为病毒。多发于春秋季节。中医称"缠腰火丹""火带疮""蛇串疮"等。发病时患部有带索状刺痛，疼痛有的在发疹前发生，有的伴随皮疹出现，有的发生在皮疹后。急性期治疗多以泻肝火，清湿热为主。个别患者皮疹消退后，局部疼痛仍很明显，严重者影响其工作与生活。治疗常用活血化瘀通络之品。药用：鸡血藤15g，鬼箭羽15g，红花10g，桃仁10g，玄胡10g，川楝子10g，木香10g，陈皮10g，金丝瓜10g，双花藤15g。本案患者带状疱疹后遗 4 月，局部疼痛明显。从舌脉辨证，为气血亏虚。当以十全大补汤加丹参益气养血、活血，用鸡血藤活血舒筋，制元胡活血行气止痛。因疼痛明显，制元胡量用至 30g。本人临床体会，制元胡活血行气止痛作用明显，无明显毒副作用，成人用量常至 30g。鸡血藤这味药，一可养血调经，二可活血通络，其甘温无毒，临床应用较为安全，用活血通络，量宜大，至少要 30g。

三诊治时患者苔薄而干，有阴亏之象，党参改为太子参益气养阴，加赤芍清热凉血，散瘀止痛，清热是防阴津进一步亏耗。

整个治疗过程以益气养血为主，活血通络为辅，前后共服药 35 天，疗效明显。

（二）湿疹案

湿疹案 1

宋某，女，28 岁。2020 年 6 月 19 初诊：两手足湿疹一年。刻诊：两手掌、足掌皮肤潮红，肿胀，发痒，局部有丘疱疹，伴有渗液，大便干，小便赤，舌质偏红苔黄腻，脉弦数。证属风湿热客于肌肤。治拟清热凉血，祛风利湿。

处方：白鲜皮 15g，苦参 9g，甘草 5g，徐长卿 15g，蛇床子 15g（包煎），赤芍 15g，牡丹皮 15g，水牛角（先煎）20g，淡竹叶 10g，土茯苓 30g，滑石 12g（包煎），地肤子 20g（包煎），浮萍 12g。5 剂，水煎，日一剂三煎，头两煎口服，第三煎外洗。

6 月 24 日二诊：药后两手掌、足掌皮肤变干，瘙痒减轻，舌脉同前。上方再开 7 剂，水煎，日一剂三煎，头两煎口服，第三煎外洗。

10 天后电话回访，诉两手足掌湿疹已临床治愈。

按：本案病例为湿疹。湿疹为现代医学病名，是过敏性炎症性的皮肤病，是一种临床常见的皮肤病。一般具有多形损害，对称分布，自觉瘙痒，反复发作，易演变成慢性等特点。中医学属"浸淫疮""血风疮"等范畴。其病机多与风湿热有关，也可由血虚或脾虚而致，一般分湿热型、风热型、血虚风燥型、脾虚型四型诊治。湿热型拟清热祛风利湿，风热型拟疏风清热利湿，血虚风燥型拟养血活血祛风，脾虚型拟健脾利湿。本案用水牛角、赤芍、丹皮凉血清热；用地肤子、徐长卿、蛇床子祛风止痒；用苦参、土茯苓、白鲜皮清热燥湿；用滑石、甘草利湿；淡竹叶清心火利小便，使湿热从小便而出。

本人体会：湿疹多与血热、血虚有关。急性者多血热，慢性者多有血虚。湿疹多瘙痒，因此，祛风止痒为治湿疹常法，一般选地肤子、浮萍、蛇床子、白鲜皮、徐长卿，痒甚者可加全蝎、乌梢蛇等动物类祛风止痒药。

湿疹案 2

毛某某，男，87 岁。2021 年 8 月 5 日初诊：阴囊及会阴周围湿疹半月。刻诊：肛门及会阴部皮肤潮红，浸润及苔藓样变，间有糜烂，渗液，瘙痒明显，舌质淡嫩苔薄白，脉细。此乃湿热郁于局部肌肤。治拟祛风清热燥湿。

处方：苦参 50g，夜交藤 30g，土茯苓 50g，地骨皮 20g，地肤子 30g，浮萍 30g，龙胆草 15g。4 剂，日一剂 4 煎，外洗患处，日 4 次。

8 月 13 日复诊：上药外洗后局部皮肤潮红减退，渗液减少，瘙痒大减，舌脉同前。

处方：苦参 50g，夜交藤 30g，土茯苓 50g，地骨皮 20g，地肤子 30g，浮萍 30g，龙胆草 15g，蛇床子 15g，花椒目 10g。5 剂，日一剂 4 煎，外洗患处，日 4 次。

一周后因咳嗽来院就诊，诉局部湿疹已愈。

按：本案病例为阴囊及周边皮肤湿疹，中医属肾囊风。其病机为湿热郁于下焦肌肤所致，治疗拟祛风清热燥湿。其中苦参、龙胆草清热燥湿，专治下焦湿热；土茯苓解毒除湿，用于湿疹瘙痒，功效尤佳；地骨皮清热凉血，治疗过敏性皮肤病，有较好疗效；夜交藤、地肤子、浮萍祛风止痒。二诊加蛇床子祛风燥湿止痒，加花椒燥湿止痒。

本人平日门诊，对不愿内服中药的湿疹患者，常用苦参 50g，夜交藤 50g，蛇床子 50g，花椒 30g，仙鹤草 50g，煎汤外洗，临床效果不错。

（三）荨麻疹案

朱某，女，58 岁。2018 年 10 月 8 日初诊：荨麻疹时发 2 年。刻诊：全身皮肤时发风团，色红，瘙痒明显，心情烦躁，舌质偏红苔薄白，右脉缓，左关弦。证属血虚肝郁，郁而化热。治拟疏肝健脾，养血清热。

处方：牡丹皮 10g，焦栀子 10g，赤芍 15g，当归 10g，麸炒白术 10g，茯苓 15g，北柴胡 5g，甘草 10g，薄荷 6g，丹参 15g，连翘 15g，徐长卿 15g。7 剂，水煎，日一剂两煎，分服。

10 月 15 日二诊：全身皮肤风团发作减少，舌脉同前。上方去焦栀子，加炒白芍 12g 地黄 12g。再进 14 剂，水煎，日一剂两煎，分服。

10 月 29 日三诊：全身皮肤风团发作次数减少，瘙痒程度减轻，舌质淡红苔薄白，右脉缓，左关弦。上方去地黄，加白鲜皮 15g，地肤子 15g。服 7 剂，水煎，日一剂两煎，分服。

11 月 7 日四诊：全身皮肤风团偶发，但很快消失，睡眠欠佳，舌淡红苔薄白。上方加浮萍 15g，夜交藤 30g，再进 14 剂，水煎，日一剂两煎，分服。

2019 年 11 月 6 日，因食管炎来院就诊，诉荨麻疹自去年 11 月治疗后未再发。

按：荨麻疹以皮肤出现鲜红色或苍白色风团，时隐时现为特征，中医属"瘾疹"范畴。其病因多为外感风邪，内伤七情，或气血亏虚，冲任不调，或是特异体质而致。根据病情的长短，可分为急性和慢性两种。急性者约经 1 周就可痊愈，慢性者可反复发作数月、数年。临床多分风热型、风寒型、肠胃湿热型、气血两虚型、冲任不调型 5 型诊治。

本案病例，平素心情急躁，肝血亏虚，肝气郁结，郁久化热，生风化燥，发于肌肤而致瘾疹时作；舌质偏红为血虚血热之症；右关脉缓，左关脉弦为脾虚肝郁之象。用丹栀逍遥散疏肝健脾，养血清热；加丹参增强养血清热之功；加徐长卿祛风抗过敏。二诊去焦栀子，加炒白芍、生地，以加强养血清热之力。三诊病情已趋缓，去地黄，加地肤子、白鲜皮，以祛风止痒。四诊睡眠欠佳，加夜交藤养血安神，祛风止痒。

本人体会：急性荨麻疹治疗较易。慢性荨麻疹治疗较难，治疗以养血祛风为主，多选赤芍，荆芥，炙僵蚕，炙乌梢蛇，徐长卿，白鲜皮，地肤子，蝉衣，乌梅，生甘草。若兼湿热加土茯苓，萆薢，车前子；热毒甚加黄连，金银花，蒲公英；血热甚加生地，地骨皮，紫草；痒难以迅速控制加全蝎。

（四）黄褐斑案

严某某，女性，45 岁。因面部黄褐斑于 2018 年 5 月 2 日就诊。患者双颧部色素沉着 5 年，加重半月，伴失眠、乏力、便溏，经有血块，舌嫩红苔薄白，脉缓。证属气血亏虚，治拟益气养血。

处方：当归 10g，炒白芍 12g，赤芍 15g，生地 15g，太子参 20g，炒白术 10g，茯苓 10g，炙甘草 5g，丹参 20g，桃仁 5g，红花 5g，丹皮 10g，酸枣仁 12g。7 剂，水煎，日一剂两煎，分服。

7 剂以后，以上方加减，连服二月，面部黄褐斑逐渐减退，精神振，睡眠改善，舌淡红，苔薄白，脉转有力。

按：黄褐斑，又称"肝斑""黧黑斑"，多发于更年期女性。主要与肝肾不足，气血亏虚等有关，现代妇人罹患黄褐斑多由饮食劳倦失常，产后作息不当或流产过多引起脾胃损伤，气血匮乏，又常兼肝郁、血瘀。虚与邪相间为患，气血不能上荣于面部，故面生黑斑。本例病人治疗用八珍汤，兼瘀加入丹参、桃仁、红花等化瘀通络，调理气血之品。若气血虚弱较甚，且阳气亦不足而畏寒者，则可改用十全大补汤加减。

十、肿瘤病证

（一）胰腺癌术后案

祝某某，女性，51岁。2019年12月23日初诊：胰腺癌术后2年，肿瘤指标物持续升高2月。患者2年前因胰腺癌在上级医院行根治术，术后行化疗，肿瘤指标正常。2月前ca199，ca50开始逐渐升高。刻诊：胃脘胀满，神疲乏力，纳呆，大便不爽，舌淡红苔黄腻，脉细弦。2019年12月2日，ca199：422.8u/mL，ca50：148.09u/mL。诊断为积聚（湿热蕴结）。给予清热解毒化积。

处方：蛇六谷20g（先煎），豆蔻9g（后下），黄连5g，郁金10g，片姜黄10g，莪术10g，薏苡仁30g，芦根30g，猫人参30g，水杨梅根30g，山慈菇8g，衢枳壳30g，白花蛇舌草30g，半枝莲40g。7剂，水煎，日一剂两煎，分服。

上方加减服用5月，ca199逐渐下降，2020年5月19日查ca199：295.1u/mL，ca50：125.47u/mL，胃脘胀满除，纳可，便调，舌淡红苔薄白，脉细。

按：胰腺癌属中医"积聚""伏梁""黄疸""腹痛"等范畴，其病因多为湿热毒作祟，治疗以清热化湿解毒为主，本人常用刘鲁明[1]教授的清胰化积方（白花蛇舌草30g，半枝莲30g，蛇六谷30g，绞股兰30g，白豆蔻5g），加2-3味具有明确抗肿瘤作用的中草药，如山慈菇、猫爪草、夏枯草等治疗。常用加减如下。

黄疸：加茵陈、青蒿、栀子；

腹痛：加玄胡、木香、八月扎、香附、枸橘子；

便秘：加大黄、虎杖、蒲公英；

厌食：加六粬、山楂、鸡内金、莱菔子；

腹水：加车前子、大腹皮、泽泻、猪苓；

阴虚：加沙参、石斛、芦根等。

本人体会：胰腺癌术后病人多有湿阻，补气类中药要慎用，以防湿阻碍脾，出现肿瘤指标升高。

参考文献

[1] 刘鲁明 . 中医病机理论在胰腺癌辨病论治中的应用 [J]. 第十一届全国中西药结合肿瘤学术大会论文集，714.

（二）乳腺癌术后案

郑某某，女性，45 岁，2013 年 1 月 22 日初诊：左乳腺癌伴腋下淋巴结转移术后 8 月。术后经多次放疗、化疗。近日觉乏力，两下肢酸软明显，需家属撑扶来院，胃纳差，睡眠一般，大便调，舌淡红苔白腻，脉细。中医诊断乳岩，属脾气亏虚，气郁痰结。治以益气健脾，理气化痰散结。

处方：八月扎 10g，猫爪草 30g，甘草 5g，郁金 15g，炒苍术 12g，炒白术 12g，茯苓 15g，厚朴花 10g，生米仁 30g，黄芪 30g，灵芝 15g，柴胡 10g。7 剂，水煎，日一剂两煎，分服。

1 月 29 复诊：药后精神好转，乏力症状减轻，纳呆，大便调，舌淡红苔黄腻，脉细。上方去炒苍术，加猫人参 30g。再进 7 剂，水煎，日一剂两煎，分服。

2 月 5 日三诊：症状进一步改善，下肢酸软明显减轻，稍恶心，便溏，舌淡红苔稍腻，脉细。上方去黄芪，加姜半夏 10g，马齿苋 30g。7 剂，水煎，日一剂两煎，分服。

上方加减间断服药 3 月。6 月后随访，诸症消失，已正常上班。9 年后随访患者身体健康，未发现肿瘤复发。

按：乳岩，多由于忧思郁怒，情志不畅而致。忧思伤脾，脾运失常，痰浊内生。郁怒伤肝，肝失条达，日久则气血瘀滞。肝脾两伤，痰瘀互结于乳而发乳岩。经手术、放化疗打击，致脾气亏虚加重，故乏力，下肢酸软明显。舌淡红，脉细为脾虚之征，气郁痰阻故苔腻。治疗用白术、茯苓、山药等益气健脾；八月扎、厚朴花等理气和胃，花类理气药能长久应用，理气而不伤正；用郁金、猫爪草等抗癌散结。二诊，湿浊逐化，故去苍术，加猫人参增强抗癌散结之力。三诊，患者有恶心，中焦湿热又作，故去黄芪，加半夏燥湿和胃，加马齿苋清热化湿。本人体会：乳癌病人多表现为肝郁气滞痰凝或气血亏虚，年轻病人以肝郁气滞痰凝为多，年老病人以气血亏虚为多。

（三）肺癌术后案

毛某某，男性，72岁。2012年8月22日初诊。因左肺部肿瘤术后3月就诊。就诊时患者呼吸急促，活动时更甚，伴左胸部疼痛，胃纳差，睡眠可，大便调，舌质红苔白腻，脉细。胸片提示除左肺切除外，右肺有肺气肿，肺大泡。此病中医诊断为肺胀（肺脾肾亏虚，又夹有湿阻）。治以补益肺肾，健脾化湿。

处方：石斛20g，生黄芪50g，桔梗10g，灵芝20g，厚朴花10g，佛手花10g，生地黄20g，山茱萸30g，姜半夏10g，蛇舌草30g，炒白术10g，干蟾蜍10g。7剂，水煎，日一剂两煎，分服。

9月4日复诊：药后气急稍缓解，胃纳稍增，但左胸部疼痛仍然，上方加党参15g，茯苓15g，再进7剂，水煎，日一剂两煎，分服。

病人气急逐渐好转，胃纳增。上方加减，巩固治疗一月，诸症减轻。

按：本患者原有肺胀，后又患肺癌（肺岩），手术切除肺癌后，患者就诊时以呼吸急促为主，故诊断仍应为肺胀，治疗应肺胀、肺岩一起治疗。肺为气之主，肾为气之根，肺伤及肾，肾气衰惫，摄纳无权，则呼吸急促，活动时更甚。脾虚湿阻，故乏力、纳差、苔白腻。手术切除肺岩，损伤脉络故胸痛。治疗用生地、山茱萸、黄芪、炒白术、生灵芝、石斛，补肾健脾，益肺纳气；半夏燥湿化痰；桔梗宣肺利气；同时用蛇舌草、干蟾蜍抗癌；用佛手花、厚朴花药理气和胃。肿瘤病人治则为扶正祛邪，不管何种肿瘤，健脾和胃为第一要务，盖脾胃为后天之本。本病例为肺气肿、肺癌病人，除补益肺肾外，健脾理气一直贯彻始终，故疗效较好。

（四）食道癌术后案

陈某某，男性，66 岁，2013 年 6 月 2 日初诊。因食道癌术后 3 年，发现左上肺转移灶 2 月就诊。患者 3 年前因食道中下段肿瘤，行手术切除，2 月前胸部 CT 提示有 0.5cm×0.5cm 占位，考虑肺部转移灶。近来乏力逐渐加重，活动后气急，进行性消瘦，或有胸痛。胃纳欠佳，睡眠欠安，大便溏，舌质红苔薄白微腻，脉细。本病属食道岩（癌）、肺岩（癌）范畴，证属脾肺气虚。治当健脾益气为主，辅以解毒散结。

处方：水红花子 15g，急性子 9g，天龙 1 条，茯苓 15g，炒白术 15g，生草 5g，绞股蓝 15g，浙贝 15g，生米仁 30g，佛手花 8g，厚朴花 8g，制元胡 10g，生黄芪 20g，太子参 15g。14 剂，水煎，日一剂两煎，分服。

14 剂后，病人乏力，活动后气急情况改善，胃纳增加，睡眠安。以后以上方加减，病人一直不间断服药，体重略有增加，胸痛症状消失，随访 3 年，病人病情稳定，能参加轻微劳动，肺部病灶稳定。

按：患者食道肿瘤手术后，脾胃亏损，气血亏虚，热毒蕴结于肺，又致肺岩。就诊时，患者脾肺气虚，故乏力、气短、纳差、便溏。毒邪结聚于肺，肺之络脉不通故胸痛。舌淡红脉细为脾肺亏虚之象，苔微腻为脾虚湿阻之征。本证为正虚邪实，以正虚为主，治疗应以扶正为主，佐以解毒散结，用黄芪、太子参、炒白术、茯苓等健脾益气为主，水红花子、急性子、天龙等解毒散结，抗食道肿瘤。佛手花、厚朴花理气化湿通络，用药轻灵不伤正。元胡解癌性疼痛。病人坚持服药至今，疗效相当满意。

（五）子宫内膜癌术后案

徐某某，女，56岁。2021年11月30日初诊：子宫内膜癌术后（2020年8月5日），未行放化疗，术后右下腹切口疼痛至今，口苦，两下肢乏力，大便调。有糖尿病、高血压病史。在杭州一医院就诊，用药：当归9g，川芎9g，制元胡15g，丹皮12g，红花6g，柴胡9g，制香附12g，炒川楝子9g，生白芍12g，蒲公英30g，甘草6g，赤芍9g，酸枣仁12g，米仁30g，腹痛仍然。今回江山，要求中药治疗。刻诊：右下腹胀痛、刺痛，口苦，便调，舌尖红苔薄黄，脉弦而涩。体格检查，腹平软，肝脾肋下未及，无压痛。证属气滞血瘀，肠道积热而致腹痛。治拟理气活血，清热通腑。

处方：北柴胡10g，制大黄10g（后下），衢枳壳15g，赤芍15g，姜半夏10g，炒黄芩15g，甘草5g，生姜10g，大枣15g，桃仁10g，蒲公英30g，大血藤30g，败酱草30g，薏苡仁30g，厚朴10g，制元胡20g。7剂，水煎，日一剂两煎，分服。

12月7日二诊：诉药后右下腹疼痛已去70%，平常已无痛，但仔细体会仍感觉稍有疼痛，口仍苦，大便日行1次，质调，舌淡红苔薄黄，脉弦而涩，上方加青蒿20g，7剂，水煎，日一剂两煎，分服。

12月14日三诊：诉近1周来腹痛减轻不明显，舌淡红苔黄腻，脉弦而涩，上方去青蒿，加桂枝10g，皂角刺9g，全瓜蒌30g。再进6剂，水煎，日一剂两煎，分服。

12月20日四诊：诉现已无腹痛，舌淡红苔薄黄，脉转缓。上方再进7剂。

按：本案是子宫内膜癌术后而致的腹痛，前医一直用理气活血止痛治疗，但疗效不明显。接诊后考虑腹痛在右下腹，为少阳胆经所主。病因是手术损伤致腹部组织粘连，致气滞血瘀，腑气不通；长期腑气不通可致肠道积热；热郁结于肠中，腑气不通加重，以致术后一直腹痛，并逐渐加重；口苦苔黄为热积于内，脉弦而涩为气滞血瘀之象。治疗用大柴胡汤和解少阳，内泻热结；加桃仁以增化瘀消癥之功；用蒲公英、大血藤、败酱草、米仁清热解毒；厚朴理气通腑；制元胡活血化瘀止痛。全方理气、活血、清热并用，使瘀热从大便而下，腑气通畅，故腹痛明显减轻。

二诊加青蒿清少阳胆热。

二诊后病人病情无明显改变，考虑病人病程已长，病邪留滞体内已久，要想根治，必须加强活血通腑祛邪之力量。故加桂枝、皂角刺、全瓜蒌。其中桂枝味辛甘而性湿，能温经通脉而行瘀滞；皂角刺辛散温通，药力锐利，直达病所。上二药合桃仁、赤芍、大血藤三味药，寒热并用，活血破瘀消癥。本案病例虽是热结血瘀，但光清热凉血祛瘀，效果不一定好。加用辛散温通的活血药，祛瘀效果就好，毕竟血得温而易通。

大柴胡汤源自《金匮要略》，主治少阴阳明合病。主证有往来寒热，胸胁苦满，呕不止，郁郁微烦，心下痞硬，大便不解或下利，舌苔黄，脉弦数。方中柴胡、黄芩合用，清少阳之邪热；大黄、枳实，泻阳阴热结；芍药柔肝缓急止痛；半夏和胃降逆；大枣、生姜，调和诸药。本人临床体会，该方对于少腹疼痛，大便秘结，苔黄，脉弦的患者，效果较好，不一定要有往来寒热，胸胁苦满，呕恶症状。

（六）直肠癌术后案

周某某，男，53岁。2021年3月19日初诊：直肠癌术后（2018年8月16日），术后病理：大小5.8 cm×3cm，中分化腺癌，侵及浆膜层，LN：0/9，术后化疗8次，末次化疗2019年5月8日。刻诊：大便日行5-6次，质先硬后溏，失眠，舌尖红苔薄腻，脉细。证属脾虚湿热内阻。拟益气健脾，清热燥湿。

处方：黄连10g，炒黄芩15g，煨葛根30g，生姜5g，党参15g，茯苓15g，麸炒白术10g，薏苡仁30g，砂仁5g（后下），甘草5g，桔梗5g，山药

25g，扁豆衣 12g，陈皮 5g，芡实 12g，刺猬皮 15g，淡竹叶 10g，龙骨 30g（先煎），牡蛎 30g（先煎）。5 剂，水煎，日一剂两煎，分服。

3 月 24 日二诊：药后大便仍日行 4~5 次，质渐干，舌尖红苔黄腻，脉细。上方再进 7 剂，水煎，日一剂两煎，分服。

3 月 31 日三诊：大便向干，睡眠好转，舌尖不红，苔薄黄，脉细。上方去淡竹叶、龙骨，加荠菜花 30g，地锦草 30g。再进 7 剂，水煎，日一剂两煎，分服。

4 月 7 日四诊：大便质已调，舌质红苔薄腻，脉细弦。上方改黄连 20g。再进 7 剂，水煎，日一剂两煎，分服。

4 月 14 日五诊：大便日行 2~3 次，质调，舌淡红苔薄白，脉细，上方去牡蛎，加石榴皮 15g。再进 7 剂，水煎，日一剂两煎，分服。

4 月 22 日六诊：大便仍日行 2~3 次，质溏而臭，舌淡红苔薄黄，脉濡数。治疗拟清热化湿。

处方：黄连 20g，炒黄芩 15g，煨葛根 40g，生姜 5g，刺猬皮 15g，荠菜花 30g，地锦草 30g，石榴皮 15g，厚朴花 10g，制大黄 3g，衢枳壳 10g，姜半夏 10g， 薏苡仁 30g，重楼 10g，槐花 30g。7 剂，水煎，日一剂两煎，分服。

5 月 2 日七诊：大便日行 1~2 次，质干，舌淡红苔薄白，脉濡数，上方加白花蛇舌草 30g，半枝莲 30g，猫爪草 30g，山慈菇 10g，清热解毒消积。再进 7 剂，水煎，日一剂两煎，分服。

5 月 12 日八诊：大便日行 1~2 次，质调，舌质偏红苔薄白，脉细弦，上方再进 7 剂，水煎，日一剂两煎，分服。

按：本案病例为肠癌术后，又经过 8 次化疗，手术加药毒，损伤脾胃，脾胃虚弱，致水湿不化，终致脾虚湿热内阻，故而大便次数增多；脾虚心神失养故失眠；大便先硬后溏，舌尖红苔薄腻，脉细为脾虚湿热内阻之征。治疗拟扶正祛邪兼施，用参苓白术散健脾化湿；用葛根芩连汤清热燥湿升清；淡竹叶、龙骨、牡蛎清心火安心神；刺猬皮味苦、甘，性平，归胃、大肠经，功能化瘀止痛，收敛止血，在此能收敛止泻，本人临床体会该药对直肠癌术后泄泻，有较好效果。

经 12 天治疗，三诊时心火已去。故去淡竹叶、龙骨，加荠菜花、地锦草清热解毒。浙江中医药大学徐志瑛教授喜用荠菜花治疗湿热所致的大便泄泻，浙江中医药大学蒋文照教授常用地锦草治疗溃疡性结肠炎。

四诊，大便已转实，但次数仍多，黄连从 10g 改为 20g，进一步增强清热燥湿之功。

五诊加石榴皮固涩止泻，北京危北海教授治慢性腹泻主张用石榴皮、五倍子等固涩止泻。

六诊大便次数仍多，质溏而臭，苔黄脉濡数，考虑湿热阻于肠道为目前主要病机，故转变治疗方向，以葛根芩连汤加味清热化湿升清，小承气汤清热导滞。用通因通用法治疗泄泻，经上法治疗 1 周，大便次数减少，质转实。继用上法，加蛇舌草、半枝莲、山慈菇等清热解毒，抗癌消积。又治疗近一月，病人大便渐趋正常。

本人体会：慢性腹泻，一般都有脾虚湿阻的情况。有时以脾虚为主，有时以湿热内阻为主，治疗要权衡邪正两方面情况，辨清轻重。

直肠癌术后，很多病人有大便不正常情况。有的表现为泄泻，有的表现为便秘。但以泄泻为多，临床治疗效果一般也不明显，需要较长时间的服药调理。在清热燥湿止泻的基础上，有时加小承气汤清热导滞，往往会收到较好的效果。

（七）肝癌封堵术后案

郑某某，男，77 岁。2021 年 9 月 1 日初诊：肝癌封堵术后（2020 年 11 月），夜间口干、口涩 10 月。刻诊：口干、口涩、腹部不胀，纳可，便调，舌淡红苔薄白，脉结代。证属肝郁脾虚，湿、热、毒、瘀互结。治疗拟疏肝健脾，清热化湿，解毒祛瘀。

处方：衢枳壳 15g，漏芦 15g，白花蛇舌草 30g，半枝莲 30g，藤梨根 30g，炒白芍 12g，酒当归 10g，水杨梅根 30g，猫爪草 30g，麸炒白术 10g，猪苓 15g，麸炒薏苡仁 30g，黄芪 30g，佛手 12g，山药 30g，灵芝 30g，制女贞子 15g，莪术 10g，郁金 10g，片姜黄 10g，浙石斛 15g，蒲公英 30g，梅花 5g。14 剂，水煎，日一剂两煎，分服。

9 月 15 日复诊：口涩已除，仍口干，舌淡红苔薄白，脉结代。上方去蒲公英，加绞股蓝 15g。再进 14 剂，水煎，日一剂两煎，分服。

9 月 29 日三诊：夜间口干，晨起口苦，舌淡红苔薄白，脉结代。

处方：衢枳壳 15g，漏芦 15g，白花蛇舌草 30g，半枝莲 30g，藤梨根 30g，炒白芍 12g，酒当归 10g，水杨梅根 30g，猫爪草 30g，麸炒白术 10g，猪苓 15g，佛手 12g，山药 30g，灵芝 30g，郁金 10g，浙石斛 8g，蒲公英 30g，梅花 8g，枸杞子 12g，炒黄芩 15g，芦根 30g。14 剂，水煎，日一剂两煎，分服。

10 月 20 日四诊：口苦除，口干减，舌淡红苔薄白，脉结代。上方再进 14 剂，水煎，日一剂两煎，分服。

11 月 10 日五诊：口苦除，稍口干，舌淡红苔薄白。上方去黄芩，再进 14 剂，水煎，日一剂两煎，分服。

11 月 24 日六诊：稍口干。上方加浙贝母 12g 煅瓦楞子 30g。再进 14 剂，水煎，日一剂两煎，分服。

12 月 8 日七诊：口干、口涩除。上方再进 14 剂，水煎，日一剂两煎，分服。

1 月后随访，病人病情稳定，无明显不适。

按：本案病例，由外感邪毒（乙肝病毒），内伤情志，气血失调，湿、热、毒、瘀互结，日久形成肿块。湿热中阻，上犯于口，则口苦口涩；湿热内阻，津液气化障碍，不能上承于口，则口干；平躺后浊气更易上犯，故口干、口涩，夜间明显。治疗应扶正祛邪，用益气健脾，养血柔肝以扶正；用清热化湿，解毒祛瘀以祛邪。经封堵治疗，目前病情稳定，因抓住有利时机，以祛邪为主，用枳术汤健脾理气消痞；当归、白芍养血柔肝；佛手、梅花疏肝理气；黄芪、女贞子益气养阴，提高人体免疫力；山药健脾益气；浙石斛养阴不碍湿；用漏芦、白花蛇舌草、半枝莲、藤梨根、水杨梅根等清热解毒散结；蒲公英清热化湿；用莪术、郁金、姜黄，活血化瘀散结。其中蛇舌草、半枝莲两药，性寒无毒，对多种肿瘤有效，剂量可用至每天60g。藤梨根、野葡萄根、水杨梅根三药，是浙江省中医院治疗消化道肿瘤的经验用药。

二诊病人口涩已除，湿热中阻减轻，故去蒲公英，加绞股蓝益气养阴。

三诊口苦又作，加黄芩清肝胆湿热，加芦根、杞子等养阴生津。

五诊口苦已除，去黄芩，增加石斛剂量，以增养阴生津润燥之功。

六诊、七诊加浙贝、煅瓦楞子，清热制酸。本人临床体会，此二药对湿热中阻所致的口干口涩有较好疗效。

肿瘤病人一般病情复杂，并发症多。从中医角度分析，多为正虚邪实。所以国医大师何任教授提出"不断扶正，适时祛邪"。扶正贯穿始终，祛邪要抓佳机会。吴良村[1]教授主张：手术前以益气为主；术后以益气养阴，理气通腑为主；放化疗前益气养阴活血。活血有三个目的，一是促进血液循环，让循环中的肿瘤细胞没有机会停滞而发生转移；二是改善肿瘤周围组织的血液循环，增加周围的含氧量，利于药物的进入，提高药物的疗效，增加杀伤力；三是加快化疗药物代谢产物的排泄，降低化疗药物对主要脏器的毒性。放化疗后以益气养阴及和胃降逆，理气顺腑为法。

参考文献

[1] 宋康.临证医案集萃[M].浙江，浙江科学技术出版社，2011：124-126.

十一、妇科病证

月经不调案

袁某某，女，25岁。2021年1月4日初诊：近年来月经后期，常2月一行，量少，色黑，无血块，无痛经。在江山市人民医院妇科检查，B超：子宫附件无异常。刻诊：今日月经来潮，量少，色黑，有血块，舌淡红苔薄白，脉细而弦。证属气滞血瘀，兼有肝肾不足。治拟疏肝理气，活血化瘀。

处方：当归10g，川芎9g，红花9g，丹参30g，生蒲黄8g（包煎），蒲黄炭8g（包煎），五灵脂12g，制香附10g，小青皮6g，陈皮6g，小茴香6g，制元胡10g，盐杜仲12g，续断12g，独活12g，炒车前子12g（包煎），益母草30g。6剂，水煎，日一剂两煎，分服。

1月10日二诊：月经已净，现晨起手心汗出，神疲乏力，大便调，舌淡红苔薄白，脉细。

处方：党参15g，黄芪20g，酒当归10g，木香9g，丹参30g，香附9g，熟地12g，菟丝子12g，炒白术12g，炒白芍15g，仙灵脾20g，女贞子15g，墨旱莲10g，茯苓15g。14剂，水煎，日一剂两煎，分服。

1月24日三诊：手心汗出减，大便溏烂，脉细，上方去墨旱莲，党参改20g，加青皮6g、黄连3g。再进7剂，水煎，日一剂两煎，分服。

2月7日四诊：自行停药6天，2月1日月经来潮，经量已增多，色不黑，腰不酸。今日月经已干净，手心稍汗出，大便转实，舌淡红苔薄白，脉细。上方去青皮、黄连。再进14剂，水煎，日一剂两煎，分服。

2022年1月2日，因咳嗽门诊，诉自去年服药后，月经一直正常。

按：本案患者是气血不足，兼有肝气郁滞，肝肾不足，以致冲任不充，血海不能按时满溢，遂致月经后期，量少；肾精亏虚则腰酸；气虚，皮毛不固，则手心汗出。月经以周期性出现，可分为行经前期，行经期，行经间期。在不同的阶段有不同的生理病改变。就本案患者来说，初诊正在行经期，行经期以血液滞留不畅，瘀血内阻，气机不畅为主，治疗应疏肝活血，兼以补肾。用四物汤加味。方中当归、川芎、丹参，养血活血；生蒲黄，蒲黄炭，五灵脂，益母草，红花，活血祛瘀；香附、青皮、陈皮、茴香，疏肝理气止痛，杜仲、川断、车前子，补益肝肾；独活是胞宫的引经药。二诊、三诊、四诊都在行经间期，此期主要病机为气血不足，兼有肝肾亏虚，治疗以为归脾汤益气养血为主。方中党参、白术、茯苓、黄芪，益气健脾；白芍、熟地、丹参，养血活血；菟丝子、女贞子、旱莲草、仙灵脾，补益肝肾；香附、木香，理气行滞。三诊时改党参20g，以增益气健脾之功，加青皮增理气行滞之力。因大便溏烂，去旱莲草，加黄连燥湿实便。四诊时，大便已实，故去黄连。

本患者经前期未服药。一般患者在月经欲来前4~5日，以肝郁气滞为主要矛盾，治疗应以疏肝理气兼以补肾为法，可用逍遥散化裁。

十二、杂病

（一）睑废（重症肌无力）案

周某某，女，59岁。2019年10月8日初诊，右眼睑下垂已三月，在宁波医院诊断为重症肌无力。今日回江山，要求中药治疗。刻诊：右眼睑下垂，伴神疲乏力，睡眠欠佳，或有胃脘胀满，胃纳可，大便干，舌淡红苔薄白而干，右关脉虚大，左关脉缓。证属中气不足。治拟补中益气，养血安神。

处方：生白术12g，当归12g，陈皮6g，黄芪30g，升麻4g，佛手14g，芦根30g，天花粉20g，太子参12g，夜交藤30g，酸枣仁20g，甘草6g。7剂，水煎，日一剂两煎，分服。

10月21日二诊，药后右眼睑下垂减轻，睡眠好转，仍神疲乏力，胃脘胀满，或有口干，舌淡红苔薄白而腻，右关脉虚大，左关脉细。

处方：生白术12g，当归12g，陈皮5g，黄芪30g，升麻3g，梅花5g，佛手15g，芦根30g，荷叶20g，黄连3g，吴茱萸2g，浙贝母15g，甘草3g，海螵蛸20g，淡竹叶10g，天花粉10g。14剂，水煎，日一剂两煎，分服。

3周后电话回访，右眼睑下垂已不明显，胃脘胀满缓解。已回宁波。

按：重症肌乏力是一种神经—肌肉接头传递功能障碍的获得性自身免疫性疾病，临床主要表现为部分或全身骨骼肌无力和极易疲劳，活动后症状加重。轻症病例一般预后良好。目前尚无特定的中医病名与之对应，根据其不同临床表现，分属不同的中医病症，如眼睑乏力或下垂，属"睑废"，复视属"视歧"，四肢乏力属"痿证"，呼吸肌无力则出现呼吸困难，如出现肌无力危象，则属"大气下陷"。而总的多以痿证治之。

裘昌林 [1] 教授认为，先天禀赋不足，后天失于调养是本病的主要病因。病位涉及肝、脾、肾三脏，而以脾气亏虚为主。裘昌林教授在临床上常将其分为三型治疗。

1. 中气虚弱型，治以益气健脾升阳。

2. 脾肾两虚型，治以温补脾肾。

3. 肝肾亏损、气血两虚型，治以滋肾养肝，益气补血。

本案患者是中气亏虚而致右眼睑下垂，神疲乏力；阴血亏虚无以养心故失眠；津血亏虚上不能滋润口咽，则口干，下不能濡润大肠则便干；右关脉虚大为中气不足。清代徐灵胎《脉诀启悟注释》中云："……东垣有云：气口脉大而虚者，为内伤于气……可知虚脉多为脾家气分之病，大则气虚不敛之故。"治疗用补中益气汤补中益气，（左关缓而不弦，故去柴胡，苔薄白而干用太子参易党参），用酸枣仁、夜交藤，养血安神，芦根、天花粉，养阴生津，佛手理气消胀。

二诊睡眠改善，故去酸枣仁，夜交藤。胃脘胀满明显，故用佛手、梅花、黄连、吴茱萸、浙贝母、海螵蛸等疏肝理气，清火制酸。苔薄腻，用荷叶升阳化湿而不伤津；淡竹叶、天花粉，养阴清热。

本人体会：重症肌无力以虚证为多，尤以中气亏虚为最多，特别是轻症患者。治疗以益气健脾升阳为主。

参考文献

[1] 宋康.临证医案集萃 [M].浙江科学技术出版社，2011：583.

（二）干眼症案

周某某，男，55 岁。6 月 9 日初诊：双眼干涩 2 年，江山市中医院眼科诊断为干眼症。刻诊：双眼干涩不适，胃纳可，二便调，舌体胖大苔根腻，脉细。拟清热利肺，升清润燥。

处方：桑白皮 12g，泽泻 10g，玄参 10g，甘草 3g，麦冬 10g，炒黄芩 15g，旋覆花 10g，地骨皮 10g，桔梗 6g，茯苓 15g，金银花 12g，白薇 10g，白蒺藜 15g，生姜 5g。7 剂，水煎，日一剂两煎，分服。

6 月 16 日二诊：仍双眼干涩，上方加荷叶 15g。7 剂，水煎，日一剂两煎，分服。

6 月 24 日三诊：双眼干涩已减轻，舌体胖大苔根腻，初诊方加炒白术 10g。7 剂，水煎，日一剂两煎，分服。

6 月 30 日四诊：双眼干涩已明显缓解，舌淡红苔根腻，脉细。上方加荷叶 30g，7 剂，水煎，日一剂两煎，分服。

按：干眼症是由泪液分泌减少或其他原因引起泪膜稳定性低而导致的以眼表损害为特征的一组疾病。其主要临床表现包括眼疲劳、异物感、干涩感。中医属"白涩症""干涩昏花症"范畴。其病因为人体正气不足，外邪乘虚犯目。临床上以脾肺气虚，无力抗邪，外邪犯目为多。常见外感六淫之邪，内伏脾肺两经。治疗以清热利肺为主，佐以升清润燥之法润养目窍。方中茯苓、泽泻，渗湿以清热；玄参、麦冬，清肺润燥；菊花清利头目；桔梗载药上行，引药入经；桑白皮、地骨皮、黄芩、旋覆花，清降肺中伏热；甘草调和诸药。

（三）咬舌头案

陈某，女，34 岁。2021 年 7 月 29 日初诊：夜间常咬舌头一年。刻诊：夜间常咬舌头，胃纳一般，睡眠可，大便日行 1 次，质溏，舌质胖大尖红苔薄白，脉缓。证属属脾虚有湿，兼心火上炎。拟健脾化湿清心火，用参苓白术散化裁。

处方：党参 15g，茯苓 15g，麸炒白术 10g，薏苡仁 30g，甘草 5g，桔梗 5g，山药 25g，扁豆衣 12g，陈皮 5g，芡实 12g，淡竹叶 10g，黄连 3g，炒黄芩 15g，土茯苓 30g，木香 5g。6 剂，水煎，日一剂两煎，分服。

8 月 4 日二诊，夜间咬舌头减少，舌淡红苔薄白，脉缓，上方去淡竹叶，加丹参30g，砂仁3g（后下），黄连改5g。再进7剂，水煎，日一剂两煎，分服。

8月12日三诊：夜间咬舌头现象继减，大便溏烂明显，舌尖红较前减轻，上方去丹参、土茯苓，加荠菜花30g。再进6剂，水煎，日一剂两煎，分服。

8月19日四诊：夜间咬舌头现象未作，纳可，大便转实，舌淡红苔薄白，脉缓转有力。上方去荠菜花，加土茯苓30g，再服6剂，水煎，日一剂两煎，分服。

按：本案患者，是思虑过度或饮食不节，损伤脾胃，脾虚不能化湿致脾虚湿阻；脾虚生化乏源，心血不足，心火上炎，神明失主，故常不自觉咬舌头。用参苓白术散健脾化湿，加黄连，淡竹叶，清心火。参苓白术散中党参、白术、茯苓，益气健脾渗湿；山药、芡实，健脾益气，兼能止泻；扁豆衣、米仁助白术、茯苓健脾渗湿；桔梗宣肺利气，以通调水道，又能载药上行以益肺气；甘草健脾和中。另加黄芩、土茯苓，清化湿热；木香醒脾助胃。

二诊加丹参，同时黄连加至5g，以增强养心血，清心火之力；加砂仁增强燥湿理气之功。

三诊心火渐清，去丹参，加荠菜花，清热利湿以实便。

四诊再加土茯苓利湿去热。

本案是脾虚湿热内阻，又有心火上炎，致夜间神明不主，自咬舌头案。用参苓白术散健脾化湿以治其本，用黄连、丹参清心火以治其标。方药切中病机，故治疗一月，顽疾基本向愈。

（四）口腔扁平苔藓案

王某某，男，51岁。2020年1月20日初诊：口腔扁平苔藓，服西药一年，疗效不明显。患者要求停用西药，服中药。刻诊：口腔右侧颊部黏膜白色不规则斑块，大小约1cm×0.5cm，局部有烧灼样疼痛，时轻时重，胃纳尚可，睡眠一般，舌质偏红苔黄腻，右脉大，左关弦。此为痰热内蕴，治当清热化痰泻火，用黄连温胆汤化裁。

处方：衢枳壳 15g，姜竹茹 10g，黄连 3g，陈皮 5g，茯苓 15g，姜半夏 10g，甘草 3g，炒僵蚕 10g，煅人中白 15g，白蔹 15g，石菖蒲 10g，麸炒薏苡仁 30g，蜜远志肉 5g，胆南星 10g，淡竹叶 10g。10 剂，水煎，日一剂两煎，分服。

1 月 29 日复诊：诉口腔局部烧灼样疼痛明显减轻，大便偏干，舌质偏红苔黄腻，右脉大，左关弦。上方加知母 10g，再进 10 剂，水煎，日一剂两煎，分服。

6 月 10 日，病人因失眠来院就诊，诉 1 月份服药后至今，口腔黏膜烧灼样疼痛未作，扁平苔藓临床治愈。近日睡眠欠佳，要求服中药调理。

按：口腔扁平苔藓是一种伴有慢性浅表性炎症的皮肤、黏膜角化异常性疾病，皮肤及黏膜可单独或同时发病。本病发生皮损的特点，是扁平而有光泽的多角形丘疹，融合后如苔藓而命名。发生于口腔黏膜的扁平苔藓其病理变化、临床表现、转归预后等方面均与皮肤扁平苔藓有较大差异。也有人认为它是区别于皮肤扁平苔藓的一种独立性疾病。

现代医学对口腔扁平苔藓的病因尚不明确，有人认为可能与病毒感染、遗传、免疫功能亢进等因素相关，也有人认为与慢性肝炎、消化道溃疡病相并发。

临床上，口腔扁平苔藓与"口破""口糜""口藓"类似。其病因多与七情内伤，风热燥邪相扰有关。肝主疏泄，肝气郁结，郁而化火；或思虑过度，损伤脾胃，脾失健运，水湿内停，蕴而化热；或外感风热，入里化火，上蒸于口，火热之邪灼伤局部黏膜，致黏膜粗糙，白色条纹，渗而糜烂，局部灼热样疼痛。

本案患者，是由于平素恣食辛辣厚味，积而不化，蕴湿生痰，痰湿化热，熏灼口腔黏膜而致。治当清热化痰泻火。用黄连、淡竹叶清火；半夏，生姜，远志，胆星、石菖蒲、陈皮燥湿化痰理气；竹茹、枳壳清热祛痰；炒僵蚕祛风化痰止痛，炒薏苡仁化痰祛湿。人中白清热降火；白蔹清热解毒，散结消痈。两药对口腔溃疡有比较好的作用。

二诊病人大便仍偏干，加知母清热泻火。

病人前后服药 20 剂，临床症状消失，达到临床治愈。

（五）口疮案

郑某某，女，68岁。2019年4月29日初诊：口疮反复发作半年。刻诊：口腔黏膜溃烂，如黄豆大小，周围黏膜鲜红微肿，局部疼痛，腰膝酸软，舌质嫩红苔薄白，两尺脉虚大。证属气阴亏虚，虚火上浮。治拟益气养阴，清降虚火。

处方：熟地黄15g，麦冬10g，太子参15g，甘草10g，砂仁5g（后下），炒黄柏10g，煅人中白15g，丹参30g，淡竹叶10g，六月雪30g，白蔹12g，知母10g。7剂，水煎，日一剂两煎，分服。

5月6日二诊：口腔黏膜溃疡面缩小，疼痛减轻，腰膝酸软症状改善，舌脉同前，上方白蔹改15克，加水牛角15克（先煎）。再进7剂，水煎，日一剂两煎，分服。

5月13日三诊：口腔黏膜溃疡基本愈合，局部已无疼痛，腰膝酸软除，口干，大便溏。舌质淡红苔薄，两尺脉已有力。上方去知母，加南沙参15g，芦根30g。再服7剂，水煎，日一剂两煎，分服。

按：本案患者素体阴虚，加之劳累，致气阴两虚，虚火上浮而生口疮；肾精亏损，则腰膝酸软；尺脉虚大，舌质嫩红为阴虚火旺之征。用三才封髓丹化裁治疗。其中太子参益气健脾养阴，熟地补肾滋阴，麦冬养阴润肺，黄柏坚阴泻火，砂仁行滞理脾，甘草调和上下又能伏火。用淡竹叶、六月雪、知母清热泻火；人中白清热降火，为治口疮要药；白蔹味苦而辛，微寒，苦寒能清热解毒，味辛能散结消痈，外用可敛疮生肌，内服也有收敛作用，用治口疮，效果良好；丹参性寒清热，又能活血，有清热祛瘀消痈肿之功，用治口疮有促进创口愈合，止痛消肿作用。二诊加水牛角，以增强清热凉血解毒之功。水牛角，性苦、咸、寒，具有清热解毒、凉血消肿之效，用于疮疡痈疡，效果良好。

（六）舌面结节案

唐某某，男，12岁。2021年9月24日上午首诊：舌上有一小结节已半年，经多处就医，未效。口腔科医师建议手术切除，并做病理切片，以明确性质。因其一亲戚为本人老病友，这次由其介绍来我处就诊。刻诊：舌右侧中部有一黄豆大小结节，按之硬，无明显疼痛，舌淡红苔薄白，脉数。证属心脾积热。治拟清热解毒，消肿散结。

处方：蒲黄12g（包煎），白蔹12g，水牛角20g（先煎），人中白15g，丹参20g，鹿含草15g，黄芪30g，白芷10g，甘草5g，皂角刺15g。7剂，水煎，日一剂两煎，分服。

一周后其亲戚在微信反馈，患者舌上小结节已退。2022年1月17日晚，其亲戚在微信反馈，患者母亲打工回家后又仔细观察，未发现患者舌头有异常。

按：本案患者，因过食辛辣厚味以致心脾积热，又感风热之邪，热盛化火，循经上攻于口，而成疮疖；舌脉为心脾积热之征。用水牛角清热凉血解毒；丹参凉血活血；人中白清热解毒消肿；白蔹清热解毒，散结消痈；白芷活血散结，消肿止痛；皂角刺消肿止毒，破坚削积，活血祛瘀，现代研究表明，其有抗菌、消炎、抗病毒、免疫调节、抗凝血和抗肿瘤等作用；蒲黄活血化瘀疗疮；甘草清热解毒，调和诸药；鹿含草用治口疮，是浙江省中医院徐志瑛教授的经验。全方清热解毒，凉血活血，散结消痈，半年硬结，七剂而散。

管理发微

人生能有几回搏　彩虹总在风雨后

——过去九年的工作回顾和感悟

　　江山市中医院始建于 1957 年 11 月，是浙江省最早成立的九所中医院之一，历经 50 多年的建设，现已发展成为集医疗、科研和教学于一体，独具中医特色、功能完善的二级甲等综合性中医院。

　　医院占地面积 7629.78 平方米，现有在职员工 264 人，其中高级卫技人员 47 人，中级卫技人员 48 人。核定床位 250 张，设有 30 多个科室和内、外、骨、眼、康复等七个病区。拥有双排螺旋 CT、DR、C 臂机、彩超、进口呼吸机、电子胃镜、肠镜、膀胱镜、腹腔镜、体外碎石机、钬激光、前列腺汽化电切机、进口玻切超乳一体机等设备。

一、过去九年的工作回顾

　　2008 年 4 月，江山市卫生局对江山市中医院领导班子做了调整，任命我为院长、党支部书记。自新班子成立以来，在市委、市政府的正确领导下，我们紧紧依靠市卫生（计）局和全院广大职工，真抓实干，努力进取，取得了一些成绩。现归纳总结如下。

（一）2016 年与 2007 年业务情况对比表

年份\项目	业务收入（万元）	人均业务收入（元）	门诊人次（人次）	住院人次（人次）	药品比例（%）	总资产（万元）
2007年	2304	150171	75782	3614	51.10%	2494
2016年	9912	327477	215234	8000	42.31%	9417
同比	430%	218%	284%	221%	下降8.79个点	378%

（二）特色专科发展情况

1.眼科发展情况

我院眼科是浙江省中医药重点专科，系原浙西地区久负盛名的 "江山眼科医院"于 2001 年整体并入后组建，为江山市防盲治盲、白内障康复定点机构。白内障囊外摘除加人工晶体植入手术、青光眼手术、鼻腔泪囊吻合术是该科传统的三大优势项目。近年来该科狠抓技术创新，在以下五个方面取得了新的突破。

（1）白内障超声乳化术。该项手术是目前白内障的主流手术方式，它具有创口小（约为 3mm）、恢复快、术后舒适度高等特点。自 2008 年购置美国 Alcon 超乳玻切一体机至今，已经为近 7000 例白内障患者施行了白内障超声乳化术及折叠人工晶体植入术。随着手术例数的不断增加，技术熟练度不断提升，现在我们白内障超声乳化手术已能在表面麻醉下完成,进一步缩短了手术时间(目前一例白内障超乳手术只需 15 分钟)，减少了手术创伤，使本院的白内障手术水平达到了省内先进水平，让本市及周边地区患者就近就能体验到省级医院的医疗技术。现在我院每年超声乳化手术量约为 1000 例，年业务量 420 万元左右，取得了良好的社会效益与经济效益。

（2）玻璃体切除术。2013 年我们率先在江山地区开展该项手术。该手术的开展，使我们的眼后段手术水平跨入省内先进行列。以前做这种手术的病人需要到杭州或上海的一些大医院，等待手术时间往往需要一个多月，可能导致失去手术的最佳时机，而且耗时、费钱，到外地就医也不方便。此项手术在本院开展使得本地的复杂性视网膜疾病的患者能得到及时有效地治疗。2014年底，我们又与上海第一人民医院眼科合作，成立了上海第一人民医院眼科集团江山分中心，开展了23G微创玻璃体切除术，手术水平跨入全国先进行列。目前每年大约有近百例病人在我院做此手术，每年业务量约为150万元。随着眼外伤病人的逐年增多以及糖尿病、高血压等老年性疾病患者数量的不断上升，今后需做玻切术的患者将会越来越多，所以此项技术的开展具有良好的社会效益和经济效益。

（3）眼底病激光治疗术。随着生活水平的提升和人口老龄化社会的到来，糖尿病患者和高血压病患者也日渐增多，造成眼底出血的病人数不断上升。为了满足老百姓的需求，2011年我院新开展了眼底激光手术。目前我院眼科医生已熟练掌握该项技术，每年开展150余例手术。

（4）YAG激光治疗后发障技术。白内障手术后的病人，有一部分（约20%）会发生后发障，导致病人再次失明。2013年，我院在江山市率先引进设备并开展YAG激光治疗后发障技术。目前已成功开展手术300多例。该项技术让患者不需住院，不需开刀，5分钟内就可完成治疗。

（5）抗VEGF药物玻璃体腔注射术：是目前治疗老年性黄斑变性、黄斑水肿等疾病的最好方法。我院已成功开展30多例，技术水平衢州领先。

2.内科发展情况

内科能运用传统医学优势，结合现代医学，治疗常见病、多发病。在治疗哮喘、慢性支气管炎、糖尿病、中风、心血管疾病及其他疑难杂症方面有一定的优势。近几年来发展也比较快，先后新开设了医学康复、血液净化、重症监护等科室，一方面大大提高了危、急、重症的抢救水平与能力，另一方面又填补了慢性病、老年病康复治疗这块短板。

（1）血液净化室。血液净化室成立于2011年9月，占地面积415平方米，配备万洁水处理机一台，德国进口费森尤斯透析机5台，当时配备医护人员3人，血透患者十余人。经过 5 年多的发展，目前拥有世界先进的血液透析机 23 台，医护人员 9 人，透析病友 90 人，月平均透析近 1000 人次，年业务量 420 万元。科内先后开展了血液透析导管置管术，血液透析滤过，动静脉人工内瘘成形术等新技术新项目。

（2）重症医学科。重症医学科成立于 2012 年 10 月，是一个综合性重症医学科，负责全院各类危重病人的治疗、抢救工作。共开设床位 6 张，现有医师 2 人，其中副主任医师 1 人，主治医师 1 人，护士 9 人。有进口呼吸机 4 台，血滤机一台。对各种急性肾功能衰竭、多脏器功能衰竭、急性重症胰腺炎等提供了先进的治疗方法。率先在江山开展了人工肝技术、经皮螺旋气管切开术、血流动力学监测（PICCO）等，年业务量 300 余万元。

3. 外科发展情况

近几年来，外科的发展也比较快。2016 年门诊量 7147 人次，出院病人 1069 人次，平均每月收治病人 90 人，各种外科手术 1000 余台，业务总量近 826 万元。能常规开展各种常见病、多发病及疑难病例的诊治工作。能开展胃肠道、乳腺、泌尿系肿瘤根治术，腹腔镜下胆道、泌尿系手术，经尿道前列腺电切术，经皮肾镜、输尿管镜碎石术等。

微创外科和泌尿外科是这几年发展的重点。经尿道前列腺电切术已开展 12 年，据不完全统计，已治疗 550 例，为江山市医疗机构中开展该手术最多的医院，得到了广大患者的认可。2013 年初，又将原设备置换成目前国内先进的奥林巴斯等离子电切，进一步缩短了手术时间，减少术中术后出血，加快了病人的康复。近些年来，科室大力发展微创手术、内镜手术，像腹腔镜联合胆道镜胆总管切开取石、腹腔镜下肾盂输尿管整形等难度较高手术已常规开展。现微创手术占外科手术比例已近 70%。近年来，科室派出多名人员前往浙一医院、邵逸夫医院进修学习，并邀请省内多名专家莅临指导，能自行开展输尿管镜及经皮肾镜手术。

4. 骨科发展情况

骨伤科是县级中医院必须开设的重点科室。经过几年的努力，我院骨伤科已初具规模。2016 年门诊量近 1.1 万人次,出院病人 1070 人次,各种骨科手术 650 余台,业务总量近 1300 万元。目前能完成高难度的颈腰椎手术、髋关节置换术、椎体成型术、骨肿瘤切除术、皮瓣转移术以及各种创伤急救手术等。椎体成型术、关节镜手术、椎间孔镜术是该科的特色。

二、几点感悟

过去九年,之所以有较快、平稳的发展,我们有以下几点感悟。

(一)医院始终坚持以"业务发展为中心,以提高医疗质量与改善服务态度为基本点"的理念不动摇

几年来,不管外部环境如何变化,政策如何调整,我们始终集中精力,紧紧抓住业务发展这个中心不变。在人才培养、设备购置、绩效分配等方面,都以业务发展这个指挥棒为中心,只要有利于业务发展的事,就要大力促成。

为了更好地做好"业务发展"这个中心工作,我们始终把提高医疗质量与改善服务态度作为我们工作的基本点。

我们实事求是地分析了我们在医疗质量上存在的问题。提出了对策与办法,下大力气改善硬件、软件条件,加大医疗质量考核力度。通过努力,病历书写不断规范,医疗质量不断提高,重病人抢救成功率不断提升,高难度手术例数不断增多。

同时,我们通过全员学习、制定规范、定期考核等办法,不断提高员工改善服务态度的自觉性。通过努力,整个医院的服务态度有了明显的改观。在 2015 年市人大对我市卫生系统的评议中,我们的服务态度得到了评议人员的好评。

(二)不在人事制度、分配制度上折腾

新班子成立之初我们就明确向员工宣布,我们不搞小团体,不划小圈子。任何员工,不管以前表现如何,只要今后真心实意为医院发展努力,就都是医院培养和依靠的力量。原有中层干部不随意调整,中层干部选拔制度不随意更改。让中层干部和员工放心大胆地干事业。

同时,我们也明确宣布,原有的分配方案不随意更改,大的原则以稳定为主。

如需更改，一定要先征求职工意见，然后提交职代会审议，按程序进行修订。这样就让那些业绩好、奖金高的科室和个人放下了心理包袱，心无旁骛地专心干业务，原先业绩较差的也就不会再把希望寄托在政策的调整上，而把心思用在工作上。

（三）坚持制度治院的理念

新班子成立之初，我们花了三个月时间充分调查研究，同时参考多家兄弟单位的经验，结合医院的实际，制定完善了一整套规章制度和各类人员岗位职责。制度出台以后，我们组织全院职工学习，并要求大家在实际工作中严格履行各自岗位职责，按规章制度办事。院领导带头执行制度并反复强调，制度规定的事情，任何人都无权更改。通过几年努力，基本形成了科室、员工有事情，不找领导找制度的氛围。

（四）坚持伯乐赛马不相马

社会上，有此领导习惯于凭个人印象来评定科室、员工的工作好坏。在职称评定、业绩考核、干部提拔时，常由领导和个别人投票决定。因而常出现评定结果与实际工作业绩不相符的情况，职工群众颇有怨言。新班子成立以后，我们提出伯乐赛马不相马。科室、员工工作干多干少、干好干坏，一切要凭数据说话。使员工明白成绩是实实在在干出来的，不是领导定出来的。

我们坚持每月一次，书面、口头向全院通报各科的工作量（包括业务总量、医疗收入、门诊人次、住院人次、成本消耗），有些项目还细化到人。同时每月一次考核并通报各科的医疗质量分数（包括病历书写质量、医疗安全、医疗核心制度，各类辅助检查申请单，院感质量，防保质量以及病人满意度等量化指标）。使大家明白我做了多少，我比别人多（或少）多少，我比别人好（或差）多少。在全院形成比、学、赶、帮、超的氛围。

为进一步强化职工的争先创优意识，加快中医药事业的发展，2009年，医院开展了"争先创优考核奖""弘扬中医药贡献奖"等评比考核。"争先创优考核奖"以临床科室为考核对象，对工作量、医疗质量、护理质量、病人满意度、药费占比等指标进行量化考核，年终对综合排名前三位的科室及其科主任、护士长分别给予奖励。"弘扬中医药贡献奖"以临床医师工作量为考核重点，考核内容包括运用中医药方法进行临床治疗的工作量、完成医院各项任务的情况等，年终对得分前三名的医师分别给予奖励。

（五）坚持建设"现代化的、功能齐全的具有中医特色的综合性医院"的办院方向不变

中医院的办院方向，在领导层面、在员工层面、在老百姓的心理层面，一直都有争议。

我们认为，中医院首先是医院，是医院就必须把能否给病人解决问题作为落脚点。所以我们提出要解放思想，打破中医院不能发展现代医学的框框，紧贴老百姓的需求，从常见病、多发病入手，从周边医院没有明显优势，而老百姓又迫切需要的解决的疾病入手来制定医院的发展规划。做到百姓需要什么，我们就发展什么；什么容易发展，就优先发展什么；什么能出成效，就重点发展什么。

同时我们坚持中医院必须要有中医特色。我们提出在拥有现代化的检查、诊断、治疗设备的基础上，必须强调发挥中医特色。通过几年努力，在冬病夏治、冬令进补膏方、中医康复、中医护理等方面形成了鲜明的中医特色。

（写于 2017 年 4 月）

谈医院兼并

针对城市医疗机构重叠，卫生资源配置不合理的现象，近年来各地实行了多种形式的改革，其中很重要的一条是实行医院兼并，走联合发展的路子。

首先，医院通过兼并，可以提高闲置设备的利用率，把分散的人、财、物纳入统一管理，可以提高医院管理水平，从而降低医疗服务的成本。其次，通过兼并，使医院与医院之间的技术协作得到加强，形成专业化网络，完善专科和急救功能，满足不同病种的医疗需求，使技术要素在更大范围、更大规模上得到充分的发挥。同时能保持人员、床位、门诊量的适当比例，积极发挥学科带头人的作用，以强带弱，以老带新，促使人员知识结构更新。

可见，医院之间的兼并是把各医院间的存量资源重新组合，在不增加投入的前提下，促进卫生资源的各种要素相互配套、协调，从而增加总供给，充分体现卫生资源合理配置的原则。

在市场经济条件下，医院经营者和职工的利益与医院的经济效益息息相关。因而，当医院资源配置不合理影响到效益发挥时，也会自发地要求医院与医院组合兼并，以求取得最大的经济效益，但这种自发的要求常带有一定的盲目性，也常常缺少全局观，而且容易忽视社会效益，对卫生资源合理配置的"公平"原则缺少考虑。因此，政府应通过政策干预，在区域卫生规划的基础上，兼顾公平和效率的原则，对原有的卫生机构进行调整，实行医院兼并，可获得事半功倍的效果。

（2001 年发表于《卫生经济研究》）

从中国医学史谈中医药学的发展

中医药学历史悠久，对保障我国人民的身体健康起着重要的作用。但与建立在近代科学基础上的西医学相比较，传统的中医药学必须进一步发展和提高，这是一个客观存在的实际问题。从中国医学的发展史来看，中医药学要发展，必须解决下列几个问题。

一、强调宏观，不能舍弃微观

中医药学认为人体是以脏腑为中心，通过经络运行气血，从而形成与五官、形体等组织紧密相联的一个有机整体。而且人体与自然界也是统一的，紧密相联的。问题是传统的中医药学在强调宏观研究的同时，相对忽略了微观研究，影响了其对人体与疾病认识的深化。现试从中医药学在病源学和解剖学两方面的教训予以说明。

对于病源的认识，公元 610 年，巢元方等人编撰的《诸病源候论》一书，就提出某些传染病，是由外界有害物质因素"乖戾之气"所引起的，这些物质还能"多相染易"，并且可以服药预防。

至 1642 年，吴有性著成《温疫论》一书，创立"戾气"学说，其要点为：疫病是由"戾气"引起；戾气是物质性的，可采用药物制服；戾气是通过口鼻侵犯体内，而是否致病，则取决于戾气的量与毒力，以及人体的抵抗力；戾气的种类不同，所引起的疾病不同，侵犯的脏器部位也不一；痘疹与疔疮等外科化脓感染也是戾气引起的。在细菌和其他微生物被人类发现之前的二百年，吴有性对传染病特点能有如此科学的认识，的确是十分宝贵的。只可惜中医界后人没有对各种"戾气"（相当于现代医学的病原微生物）的物质形态、生命特征、传播途径等在实验室加以微观的研究，以至于今天我们中医界对"戾气"的认识仍然停留在吴有性时代的水平。

在解剖学方面，中医药学很早就进行过人体解剖，《黄帝内经》《难经》已有关于人体解剖的记录。汉代王莽曾组织太医尚方解剖尸体，进行研究。清代王清任，细观"破腹露脏"的病死小儿尸体，著《医林改错》，纠正了前人关于人体脏腑记载的某些错误。只可惜以后中医药界忽略了对人体的微观研究，有关对人体解剖的认识发展很缓慢，甚至有人一提解剖学，就认为是西方医学的。

历史经验证明，除了临床诊断和治疗的实践外，中医学实践也应当有实验室的实践，特别在人体与疾病的微观研究方面，在探索规律和原理研究方面，实验室实践是必不可少的。

在微观研究方面应采用先进的分子或亚分子水平研究，超微结构观察，进一步提出新的见解与论点。如果能由此达到微观与宏观的统一，分析研究与综合研究的统一，中医药学将会有一个大的发展，或者由此而提出新的医学理论。

二、传承与创新相结合

从中医药学的发展史来看，中医药学有许多精华，没有得到很好的传承和发展。随着西方医学的发展，西方医学应用了这些精华，来认识和治疗疾病，取得了很好的效果。有人就认为这些精华属于西方医学的专利。人为地把这部分精华从中医药学的有机整体中分离出来，在临床上不用，也不敢用这些精华。似乎一用，就姓"西"不姓"中"了。

比如，早在一千七百多年以前，就有华伦应用中药全身麻醉剂——麻沸散，施行腹部手术的记载。这在世界医学史上，都具有重要的地位。在今天，中医外科反而很少使用麻醉剂，也不施行腹部手术了。对华佗的"麻沸散"与手术既没有很好的传承，更谈不上发展。以至与现代医学相比，中医学在某些外科疾病的诊治上，大大落后了。

再比如，在药物学方面，我国在汉代就能炼制用于治病的矿物药。世界上公认炼丹术起源于中国，并成为近代化学的前驱。晋代的炼丹家葛洪，著有《抱朴子》，载有许多关于制药化学的实验。很可惜后世的中医，没有对制药化学加以传承和发展，直至今天，有人把制药化学看成是西方医学的"专利"，把制药化学与中医对立起来。

我们认为，在这方面，必须解放思想，打破框框，从医学实践出发，凡是有利于提高临床疗效的东西，都应该予以肯定。

近年来，在这方面已有了可喜的苗头。

比如，中药有效成分的提取。屠呦呦等根据中医药学中青蒿截疟的记载，提取出抗疟的有效成分青蒿素，经临床实践证明其对各型疟疾均有治疗作用，并有高效、速效、低毒等优点。

再比如中药剂型的改善，简单地可将中药饮片制成速溶的颗粒剂型，有利于中药质量的提高和病人用药的方便。进一步可将某些中药提取加工，制成针剂、气雾剂等，有利于临床疗效的提高和急救的使用，如丹参气雾剂、丹参注射液、参麦注射液等等。经过临床实践证明，都有很好的疗效。

在传承的基础上，必须注重创新。中医药学对人体与疾病的研究，往往以《内经》为止境，更多地局限于用原有的理论去印证临床。在中医药学的发展史上，像王清任那样，著《医林改错》，对前人的错误论断大胆提出纠正意见的，确实很少。在这方面，同样要强调以提高临床疗效为标准。凡是与临床实践不相符的观点，必须加以否定，在否定的基础上，通过不断实践，发现新的知识，形成新的观点。

实际上，现代医学就是通过不断实践，来不断地发现新的知识，修正旧的观点，而每一次新的发现与纠正，都把人们对人体与疾病的认识推到一个更深的层次。

三、吸收与应用现代科学技术的成果

任何一门学科只有当进入开放系统，吸收其他学科的发展成果才能加速其发展。现代医学正是随着现代自然科学和许多边缘学科的飞速发展而不断发展成熟起来的。而中医药学在吸收与应用其他学科的成果方面，则显得很不足。比如，应用放射线和超声波技术，能够诊察人体内脏病变，但中医学没有很好地把这种

技术结合到中医临床研究与实践中，甚至有人把放射线、超声波等检查看成是西医的"专利"。其实，早在战国时代的《史记·扁鹊仓公列传》里就有"扁鹊……以此视病，尽见五脏症结"的记载。文中所述扁鹊能看见人体五脏六腑病变，虽带有神话色彩，但反映了那时人们就有想通过某种方法，达到看清内脏病变的愿望。

我们认为，目前应当应用现代科学技术，发展中医诊断学。一是使传统中医诊法更加标准化、客观化。如应用现代电子学、生物学的内容，使脉诊，舌象的诊断仪器客观化、标准化。推之于在经络研究中，是否能通过努力，用客观可靠的仪器来确定穴位特异性和经络现象的客观存在。二是利用现代的诊疗手段，丰富中医的四诊内容，如研究放射线、核磁、超声波、光学纤维镜所见的局部病理改变与中医辨证分型的关系，以提高临床辨证与辨病的正确性、可靠性。

预言学家认为下一世纪科学发展的一大趋势是融合。医学科学也不例外。如果我们当代的中医工作者还不重视吸收与应用现代科学技术的成果，那么我们将愧对于我们的祖先，也将贻害我们的后辈。

（本文于 1998 年 6 月在衢州市中西医结合学会学术交流会上交流）